I0701906

MASSA MUSCOLARE

TUTTO QUELLO CHE DEVI SAPERE PER AVERE UN FISICO IMPONENTE

DWIGHT KENNETH

MASSA MUSCOLARE: TUTTO QUELLO CHE DEVI SAPERE PER AVERE UN FISICO IMPONENTE

Scritto da Dwight Kenneth

Copyrights

Responsabilità Limitata

Tieni presente che il contenuto di questo libro si basa sull'esperienza personale e su varie fonti di informazione.

Sebbene l'autore abbia fatto ogni sforzo per presentare informazioni accurate, aggiornate, affidabili e complete in questo libro, non rilascia alcuna dichiarazione o garanzia rispetto all'accuratezza o alla completezza del contenuto di questo libro e specificatamente esclude qualsiasi garanzia implicita di commerciabilità o idoneità per uno scopo particolare.

Le tue circostanze particolari potrebbero non essere adatte agli esempi illustrati in questo libro; in effetti, probabilmente non lo saranno. Dovresti utilizzare le informazioni contenute in questo libro a tuo rischio e pericolo.

Tutti i marchi commerciali, marchi di servizio, nomi di prodotti e le caratteristiche di qualsiasi nome eventualmente menzionati in questo libro sono considerati di proprietà dei rispettivi proprietari e sono utilizzati solo come riferimento. Non è implicita alcuna approvazione quando utilizziamo uno di questi termini.

Questo libro è solo per uso personale. Si prega di notare che le informazioni contenute in questo documento sono solo a scopo educativo e di intrattenimento e non sono dichiarate o implicite garanzie di alcun tipo. I lettori riconoscono che l'autore non è impegnato nella fornitura di consulenza medica o professionale di alcun genere.

Si prega di consultare un professionista autorizzato prima di provare qualsiasi tecnica descritta in questo libro. Niente in questo libro intende sostituire il buon senso, o la consulenza professionale e intende solo informare. Leggendo questo documento, il lettore accetta che in nessuna circostanza l'autore è responsabile per eventuali perdite, diretta o indirette, subite a seguito dell'uso delle informazioni contenute in questo documento, inclusi, ma non limitati a, errori, omissioni o imprecisioni.

SOMMARIO

Introduzione

Benvenuti nel mondo entusiasmante della costruzione della massa muscolare, dove la forza e la resistenza si intrecciano con la dedizione e la disciplina per plasmare il corpo in una forma robusta e atletica. Il libro "Massa Muscolare" è una guida completa per coloro che desiderano esplorare i segreti di un fisico più muscoloso, fornendo una mappa dettagliata che vi condurrà attraverso i meandri della fisiologia muscolare, della nutrizione mirata e dell'allenamento strategico.

Capire e sviluppare la massa muscolare non riguarda solo l'estetica, ma abbraccia un approccio olistico alla salute e al benessere. Questa guida fornirà una panoramica approfondita sulla struttura e la funzione dei muscoli, spiegando come il loro sviluppo possa portare a miglioramenti significativi nella forza, nella salute metabolica e nella resistenza.

Attraverso capitoli dedicati, esploreremo la fisiologia dell'aumento di massa muscolare, discutendo i processi cellulari che guidano la crescita muscolare e l'influenza degli ormoni in questo contesto. La nutrizione gioca un ruolo cruciale, e dedicheremo ampio spazio a comprendere come proteine, carboidrati e grassi possano essere dosati strategicamente per ottimizzare la crescita muscolare.

Il libro non è solo una guida teorica ma si trasforma in una risorsa pratica con programmi di allenamento dettagliati, suggerimenti su come superare i plateau e approfondimenti sulla necessità di recupero e riposo. Esploreremo anche l'aspetto psicologico del fitness, discutendo motivazione, resilienza e strategie per mantenere un impegno costante nel percorso verso la massa muscolare.

Definizione di Massa Muscolare

La "massa muscolare" costituisce la quantità di tessuto muscolare presente nel corpo umano ed è un elemento cruciale per la salute e il benessere generale. Non si tratta solamente di un concetto legato all'aspetto estetico, ma è intrinsecamente collegato al corretto funzionamento dell'organismo e al raggiungimento di un equilibrio fisiologico ottimale.

Il tessuto muscolare è responsabile per gran parte delle azioni motorie del corpo, dalla più piccola contrazione necessaria per muovere un dito fino agli sforzi più intensi richiesti in attività fisiche vigorose. Comprende diversi tipi di muscoli, tra cui i muscoli scheletrici, cardiaci e lisci, ognuno dei quali svolge ruoli specifici.

Muscoli Scheletrici. Questi sono i muscoli collegati alle ossa tramite i tendini e sono quelli su cui concentriamo il nostro sforzo durante l'allenamento con i pesi. La massa muscolare scheletrica non solo contribuisce all'aspetto fisico, ma gioca anche un ruolo chiave nel supportare la postura, il movimento e la stabilità articolare.

Muscolo Cardiaco. Il cuore è un organo muscolare specializzato che costantemente pompa sangue per tutto il corpo. Anche se la massa muscolare cardiaca è generalmente al di fuori del nostro controllo cosciente, può essere influenzata positivamente attraverso uno stile di vita sano e l'esercizio fisico regolare.

Muscoli Lisci. Questi muscoli si trovano nei visceri e negli organi interni, svolgendo funzioni vitali come il movimento del cibo attraverso il tratto digestivo o la regolazione del flusso sanguigno. Anche se la loro massa muscolare è spesso meno evidente rispetto ai muscoli scheletrici, il loro corretto funzionamento è essenziale per la salute generale.

La ricerca scientifica ha dimostrato che un aumento della massa muscolare non solo migliora la forza fisica e la capacità funzionale, ma può anche contribuire a una migliore gestione del peso, al controllo del glucosio nel sangue e a una serie di benefici metabolici. Inoltre, la massa muscolare è associata a una maggiore densità ossea, riducendo il rischio di osteoporosi.

Nel contesto del nostro percorso verso la massa muscolare, è fondamentale comprendere che questo processo va oltre la mera ricerca di un corpo scolpito. Rappresenta un impegno verso il miglioramento della salute, della qualità della vita e della funzionalità complessiva del nostro organismo. La definizione di massa muscolare, dunque, abbraccia non solo l'aspetto fisico esterno ma riflette il nostro impegno verso un benessere completo e sostenibile.

Importanza della Massa Muscolare per la Salute Generale

La massa muscolare, spesso celebrata per la sua influenza sull'aspetto fisico, riveste un ruolo fondamentale nella salute generale dell'individuo. Oltre all'estetica, la forza e la dimensione dei muscoli hanno profonde implicazioni per il benessere fisico e mentale, contribuendo a una vita più attiva, resiliente e soddisfacente.

Metabolismo e Gestione del Peso. La massa muscolare gioca un ruolo cruciale nel metabolismo corporeo. I muscoli, infatti, richiedono energia anche a riposo, contribuendo così al consumo calorico complessivo del corpo. Un adeguato sviluppo muscolare può facilitare il controllo del peso corporeo e ridurre il rischio di accumulo di grasso indesiderato.

Salute Ossea. L'allenamento per lo sviluppo della massa muscolare implica spesso l'uso di pesi o resistenza, contribuendo a stimolare la crescita ossea. Un adeguato livello di massa muscolare è correlato positivamente con una maggiore densità ossea, riducendo così il rischio di fragilità e fratture, soprattutto nelle fasi più avanzate della vita.

Controllo della Glicemia. La massa muscolare è coinvolta nella regolazione del glucosio nel sangue. L'esercizio fisico che promuove lo sviluppo muscolare può aumentare l'efficienza dell'insulina, riducendo il rischio di sviluppare disturbi metabolici come il diabete di tipo 2.

Salute Cardiovascolare. Un sistema muscolare ben sviluppato, compreso il cuore, è essenziale per una circolazione sanguigna efficiente. L'allenamento cardiovascolare, spesso associato allo sviluppo muscolare, può migliorare la capacità cardiaca e ridurre il rischio di malattie cardiovascolari.

Miglioramento delle Prestazioni Fisiche. La forza muscolare è fondamentale per la realizzazione di attività quotidiane, dalla semplice camminata all'affrontare sfide fisiche più impegnative. Una massa muscolare adeguata migliora la funzionalità globale, consentendo una vita più attiva e dinamica.

Benessere Psicologico. Gli effetti positivi dell'attività fisica sulla salute mentale sono ben documentati. L'allenamento per la massa muscolare non solo stimola la produzione di endorfine, noti come "ormoni della felicità", ma anche l'ottenimento di risultati concreti può migliorare l'autostima e la percezione del proprio corpo.

In conclusione, la ricerca della massa muscolare va oltre il mero desiderio di un corpo attraente. Rappresenta un investimento nella propria salute a lungo termine, influenzando positivamente una serie di aspetti fisiologici e psicologici. Questo libro vi accompagnerà nel comprendere e sfruttare appieno l'importanza della massa muscolare, guidandovi verso un percorso di benessere completo e duraturo.

CAPITOLO 1: ANATOMIA DEL MUSCOLO

Benvenuti nel cuore dell'esplorazione della "Massa Muscolare": il capitolo dedicato all'Anatomia del Muscolo. In questo viaggio affascinante, gettiamo uno sguardo approfondito dentro il tessuto muscolare, svelando i segreti della sua struttura intricata e la complessità delle sue funzioni. Comprendere l'anatomia del muscolo è fondamentale per chiunque voglia padroneggiare l'arte della crescita muscolare e ottimizzare la propria salute fisica.

Immaginate i muscoli come complessi "motori" del vostro corpo, responsabili di ogni movimento, dalla flessione di un dito al sollevamento di pesi considerevoli. In questo capitolo, esploreremo la struttura dettagliata dei muscoli scheletrici, analizzando come fibre muscolari, fasce e tendini collaborino sinergicamente per generare forza e movimento.

Non tutti i muscoli sono creati uguali. Esistono diversi tipi di muscoli nel corpo umano, ciascuno con funzioni specifiche e adattamenti unici. Dalle contrazioni volontarie dei muscoli scheletrici alle pulsazioni ritmiche del cuore, analizzeremo i vari tipi di muscoli e il loro ruolo essenziale nella nostra fisiologia.

Oltre alle prestazioni atletiche, la corretta funzione muscolare è cruciale per la nostra capacità di muoverci agevolmente nel mondo. In questo capitolo, esploreremo come i muscoli lavorino insieme per sostenere la locomozione, mantenere la stabilità e supportare una postura equilibrata.

Da questa immersione nell'anatomia del muscolo, emerge una comprensione più profonda delle fondamenta del nostro corpo. Una consapevolezza della struttura muscolare non solo informa l'approccio all'allenamento, ma apre una finestra su come il nostro corpo risponde e si adatta agli stimoli esterni. Siate pronti a scoprire i segreti nascosti dietro ogni contrazione muscolare e a imparare come potenziare il vostro corpo attraverso una conoscenza completa della sua anatomia.

Struttura del Muscolo Scheletrico

Il muscolo scheletrico, protagonista nei nostri sforzi per la crescita muscolare, è una struttura complessa e meravigliosamente adattata per eseguire una vasta gamma di movimenti. Comprendere la sua anatomia è fondamentale per ottimizzare l'allenamento e massimizzare gli sforzi nella ricerca della massa muscolare.

Fibre Muscolari

Muscoli Scheletrici. Questi sono costituiti da fibre muscolari lunghe e cilindriche, ciascuna racchiusa da uno strato connettivale chiamato epimisio. Questi muscoli, controllati volontariamente dal sistema nervoso, sono quelli che ci consentono di eseguire movimenti consapevoli come sollevare pesi o correre.

Miotubi e Sarcomeri. Le fibre muscolari sono ulteriormente suddivise in miotubi, ciascuna contenente sarcomeri, le unità contrattili fondamentali del muscolo. Il processo di contrazione muscolare avviene quando le teste di miosina e actina nei sarcomeri si interconnettono, generando la forza necessaria per il movimento.

Struttura Gerarchica

Fascicoli Muscolari. Le fibre muscolari sono organizzate in fascicoli, gruppi di fibre circondati da uno strato connettivale chiamato perimisio. Questa organizzazione gerarchica consente un'efficace distribuzione delle forze generate durante la contrazione muscolare.

Endomisio. Ogni singola fibra muscolare è avvolta da uno strato sottile di connettivo noto come endomisio, fornendo supporto e facilitando lo scambio di nutrienti e ossigeno.

Tendini e Origini Muscolari

Tendini. Le estremità dei muscoli sono generalmente attaccate alle ossa tramite i tendini. Queste strutture fibrose trasmettono la forza generata dalla contrazione muscolare alle ossa, consentendo il movimento articolare.

Origini e Inserzioni Ogni muscolo ha una "origine" e un "inserzione". L'origine è il punto di ancoraggio più stabile del muscolo, mentre l'inserzione è il punto di attacco mobile. La contrazione muscolare porta all'accorciamento della distanza tra origine e inserzione.

Comprendere la struttura intricata del muscolo scheletrico non solo arricchisce la nostra conoscenza anatomica, ma informa anche le scelte nell'allenamento per la crescita muscolare. Ottimizzare la contrazione muscolare attraverso una comprensione dettagliata della struttura muscolare è il fondamento per raggiungere i nostri obiettivi di sviluppo fisico. In questo capitolo, esploreremo ulteriormente come sfruttare questa conoscenza per creare programmi di allenamento mirati e massimizzare i benefici della crescita muscolare.

Contrazione Muscolare e Meccanismo Sarcomerico

Il processo di contrazione muscolare avviene a livello dei sarcomeri, le unità contrattili fondamentali dei muscoli scheletrici. Quando il muscolo riceve un segnale nervoso, il processo di eccitazione-contraffazione viene innescato, e i sarcomeri iniziano a contrarsi.

Actina e Miosina. La contrazione avviene attraverso l'interazione tra due proteine chiave: l'actina e la miosina. La testa della miosina si attacca alla filamento di actina, formando il cosiddetto "ponte di miosina". Questo ponte si forma e si rompe continuamente durante la contrazione muscolare, generando il movimento.

Slittamento dei Filamenti. Durante la contrazione, i filamenti di actina scivolano sopra quelli di miosina, riducendo la lunghezza del sarcomero e accorciando la fibra muscolare complessiva. Questo processo, noto come "slittamento dei filamenti", è fondamentale per la generazione di forza e movimento.

Adattamenti Strutturali

L'allenamento mirato per la crescita muscolare induce adattamenti strutturali nelle fibre muscolari. Le microlesioni durante l'esercizio stimolano la sintesi proteica e la rigenerazione cellulare, portando a un aumento della dimensione e della forza muscolare nel tempo. L'iperplasia, o la formazione di nuove fibre muscolari, può anche verificarsi con un allenamento costante e adeguato.

Ruolo del Sistema Nervoso

Il sistema nervoso svolge un ruolo critico nella contrazione muscolare. Un efficace collegamento mente-muscolo, noto come "mind-muscle connection", ottimizza l'attivazione delle unità motorie e massimizza il coinvolgimento delle fibre muscolari durante l'allenamento.

Considerazioni Funzionali e Estetiche

Comprendere la struttura del muscolo scheletrico non solo è cruciale per il raggiungimento di obiettivi estetici, ma anche per migliorare la funzionalità complessiva del corpo. Un approccio olistico che integra esercizi mirati e consapevolezza anatomica può contribuire a prevenire infortuni e migliorare la performance atletica.

Funzioni dei muscoli nella locomozione e nella postura

L'efficacia del nostro sistema muscolare nel sostenere la locomozione e mantenere una postura stabile è un aspetto fondamentale per il nostro benessere e la nostra capacità di partecipare attivamente alla vita quotidiana. In questo capitolo, esploreremo in dettaglio le intricate funzioni dei muscoli nel facilitare il movimento e nel garantire un assetto posturale adeguato.

Locomozione

Muscoli Agonisti e Antagonisti. Durante la locomozione, come camminare o correre, i muscoli lavorano in coppia. I muscoli "agonisti" si contraggono per generare il movimento, mentre quelli "antagonisti" si rilassano per permettere tale movimento. Questa coordinazione sinergica è essenziale per una locomozione fluida ed efficiente.

Stabilizzazione Articolare I muscoli non solo generano movimento ma forniscono anche stabilità articolare. Le contrazioni muscolari controllate svolgono un ruolo cruciale nel mantenere l'integrità delle articolazioni durante la locomozione, riducendo il rischio di infortuni.

Muscoli Stabilizzatori e Dinamici Alcuni muscoli, noti come "stabilizzatori", lavorano costantemente per mantenere la stabilità del corpo, specialmente durante attività statiche come la stazione eretta. Al contrario, i muscoli "dinamici" sono maggiormente coinvolti nella produzione di movimenti dinamici, come alzarsi da una sedia o salire una scala.

Postura

Sostegno della Colonna Vertebrale. I muscoli della schiena, dell'addome e del pavimento pelvico sono fondamentali per sostenere la colonna vertebrale e mantenere una postura eretta. Un equilibrio tra questi gruppi muscolari è essenziale per prevenire problemi posturali e dolori cronici.

Muscoli del Core. Il "core", che include gli addominali, i muscoli lombari e i muscoli pelvici, è il fulcro del nostro sistema posturale. Questi muscoli lavorano sinergicamente per mantenere la stabilità del tronco e facilitare i movimenti degli arti.

Adattamenti Posturali. I muscoli si adattano continuamente per compensare eventuali sbilanci o tensioni posturali. L'allenamento mirato dei muscoli posturali può migliorare la consapevolezza corporea e prevenire problemi legati alla postura.

Coinvolgimento nella Vita Quotidiana.

Mobilità e Flessibilità. La salute muscolare è cruciale per la mobilità e la flessibilità. Muscoli ben allenati e flessibili permettono di eseguire una vasta gamma di movimenti con facilità, contribuendo alla qualità della vita.

Influenza sulla Respirazione. Alcuni muscoli, come i muscoli respiratori nella regione toracica e addominale, contribuiscono anche alla respirazione. Un controllo consapevole di questi muscoli può migliorare la capacità respiratoria e la salute polmonare.

Implicazioni per l'Allenamento.

Comprendere le funzioni dei muscoli nella locomozione e nella postura è essenziale per sviluppare programmi di allenamento mirati. Gli esercizi che coinvolgono gruppi muscolari specifici possono migliorare la stabilità, prevenire infortuni e ottimizzare la performance generale.

Quest'analisi dettagliata fa ben comprendere come i muscoli contribuiscono alla nostra capacità di muoverci e mantenere una postura equilibrata. Attraverso una comprensione completa di queste funzioni, sarete in grado di plasmare il vostro percorso di allenamento in modo mirato, contribuendo non solo alla crescita muscolare ma anche alla vostra abilità di interagire con il mondo in modo sano ed efficiente.

Tipi di Muscoli nel Corpo Umano

Il corpo umano è una complessa macchina in cui diversi tipi di muscoli collaborano per eseguire una vasta gamma di funzioni. In questo capitolo, esploreremo dettagliatamente i tre principali tipi di muscoli presenti nel nostro organismo, analizzando le loro caratteristiche distintive e le funzioni specifiche che svolgono.

Muscoli Scheletrici

Caratteristiche

Controllo Volontario. I muscoli scheletrici sono sotto il controllo volontario del sistema nervoso. Possiamo decidere consapevolmente quando attivarli e rilassarli.

Legati alle Ossa. Questi muscoli sono collegati alle ossa tramite tendini e sono responsabili dei movimenti del corpo.

Striazioni. Sono caratterizzati da strisce trasversali, note come striazioni, che conferiscono loro l'aspetto striato.

Funzioni

Movimento. I muscoli scheletrici sono i principali attori nella produzione di movimenti. Si contraggono e si rilassano per permettere il movimento delle ossa e delle articolazioni.

Postura e Stabilità. Contribuiscono a mantenere la postura del corpo e forniscono stabilità durante attività quotidiane e fisiche.

Muscolo Cardiaco

Caratteristiche

Controllo Involontario. Il muscolo cardiaco è autonomamente controllato dal sistema nervoso autonomo e dal sistema di conduzione interno al cuore.

Cuore. Si trova unicamente nel cuore, costituendo la parete muscolare cardiaca.

Contrazioni Ritmiche. Esegue contrazioni ritmiche e coordinate per pompare il sangue attraverso il sistema circolatorio.

Funzioni

Pompaggio del Sangue. La funzione primaria del muscolo cardiaco è pompare il sangue ricco di ossigeno in tutto il corpo, fornendo così nutrimento e ossigeno agli organi e ai tessuti.

Muscoli Lisci

Caratteristiche

Controllo Involontario Questi muscoli sono controllati involontariamente dal sistema nervoso autonomo.

Organi Interni. Si trovano nei visceri, come lo stomaco, l'intestino, i vasi sanguigni e le vie respiratorie.

Manca di Striazioni Evidenti. A differenza dei muscoli scheletrici, mancano delle evidenti striature trasversali.

Funzioni

Movimenti Interni. Svolgono un ruolo cruciale nei movimenti interni del corpo, come la peristalsi nei tubi digestivi o la regolazione del flusso sanguigno.

Controllo di Organi e Funzioni. Regolano varie funzioni vitali, come la dilatazione delle pupille o la contrazione delle vie aeree nei polmoni.

Il libro "Massa Muscolare" più avanti, in una sezione dedicata all'argomento, guiderà verso un allenamento mirato per ciascun tipo di muscolo, considerando le specifiche caratteristiche e funzioni. L'obiettivo sarà migliorare la forza, la resistenza e la salute complessiva. Inoltre comprendere il ruolo di ciascun tipo di muscolo contribuirà a creare programmi di allenamento bilanciati, promuovendo una funzionalità ottimale del corpo, aiutando peraltro a prevenire infortuni, poiché si svilupperà una consapevolezza del corretto coinvolgimento muscolare durante l'allenamento

CAPITOLO 2: FISIOLOGIA DELL'AUMENTO DI MASSA MUSCOLARE

Benvenuti nel nucleo pulsante del nostro viaggio verso la "Massa Muscolare"! In questo capitolo, ci immergeremo profondamente nella fisiologia intricata che sottende l'aumento di massa muscolare. Attraverso la comprensione dettagliata dei processi fisiologici, sveleremo i segreti della crescita muscolare e forniremo le basi scientifiche per ottimizzare il vostro percorso di allenamento.

Processo di Contrazione Muscolare

La contrazione muscolare è un processo complesso che coinvolge l'interazione tra diversi componenti cellulari e molecolari all'interno delle fibre muscolari. Questo processo è fondamentale per la generazione di forza e movimento nel nostro corpo. Esploriamo i dettagli del processo di contrazione muscolare.

Stimolazione Nervosa

Il processo inizia con uno stimolo nervoso che proviene dal sistema nervoso centrale. Un impulso nervoso, o potenziale d'azione, viaggia lungo il neurone motore fino alla giunzione neuromuscolare. Alla giunzione neuromuscolare, l'impulso nervoso stimola la liberazione di neurotrasmettitori, in particolare l'acetilcolina, nella fessura sinaptica tra il neurone e la fibra muscolare.

Eccitazione e Accoppiamento/Eccitazione-Contrazione

L'acetilcolina si lega ai recettori sulla membrana della fibra muscolare, innescando un potenziale d'azione nella fibra muscolare. Questo potenziale d'azione si propaga lungo la membrana cellulare e nei tubuli T, che sono tubi trasversali che penetrano nel muscolo.

Il potenziale d'azione nei tubuli T stimola il rilascio di ioni calcio (Ca2+) dal reticolo sarcoplasmatico, una riserva intracellulare di calcio. Il calcio si lega alla troponina, una proteina presente sulla filamento sottile, permettendo all'actina di interagire con la miosina.

Formazione del Ponte di Miosina-Actina

La miosina è una proteina a forma di bastone con "teste" che formano il cosiddetto ponte di miosina. Durante la contrazione muscolare, le teste di miosina si legano agli elementi di actina formando il ponte. L'ATP (adenosina trifosfato) è coinvolto in questo processo. L'idrolisi dell'ATP fornisce l'energia necessaria per la testa di miosina di "afferrare" l'actina.

Slittamento dei Filamenti

Durante la contrazione muscolare, i filamenti di actina scivolano sopra quelli di miosina, riducendo la lunghezza del sarcomero (l'unità contrattile fondamentale del muscolo). Questo processo di slittamento dei filamenti porta alla contrazione del muscolo nel suo complesso.

Rilascio del Calcio e Rilassamento Muscolare.

Dopo che lo stimolo nervoso cessa, il calcio viene riassorbito nel reticolo sarcoplasmatico. La troponina perde la sua affinità per il calcio, interrompendo l'interazione tra actina e miosina. Senza l'interazione actina-miosina, i filamenti si scorrono nuovamente alle loro posizioni di riposo, e il muscolo si rilassa.

Importanza Pratica

Comprendere il processo di contrazione muscolare è cruciale per la progettazione di programmi di allenamento efficaci. Il controllo neurologico, la sintesi proteica e l'adattamento strutturale sono tutti aspetti intimamente legati a questo processo. Sfruttare questa conoscenza permette di ottimizzare l'allenamento, promuovere la crescita muscolare e migliorare le prestazioni fisiche complessive.

Adattamenti muscolari all'esercizio

Gli adattamenti muscolari all'esercizio rappresentano le risposte del tessuto muscolare a uno stimolo regolare e mirato derivante dall'allenamento. Questi adattamenti sono fondamentali per migliorare la forza, la resistenza e le prestazioni muscolari nel tempo. Esploriamo gli aspetti chiave degli adattamenti muscolari all'esercizio.

Aumento della Sintesi Proteica. Durante e dopo l'esercizio, il muscolo risponde aumentando la sintesi proteica. Questo processo è cruciale per la riparazione e la ricostruzione delle fibre muscolari danneggiate durante l'allenamento. Un adeguato apporto proteico, soprattutto dopo l'allenamento, fornisce al corpo gli aminoacidi necessari per costruire nuove proteine muscolari, contribuendo così alla crescita e al recupero muscolare.

Iperplasia e Ipertrorfia Muscolare. L'iperplasia muscolare è la formazione di nuove cellule muscolari, mentre l'ipertrorfia è l'aumento delle dimensioni delle cellule muscolari esistenti. Gli adattamenti muscolari possono coinvolgere entrambi questi processi. L'iperplasia è un argomento di discussione nella ricerca scientifica, ma è generalmente accettato che l'ipertrorfia, o l'aumento delle dimensioni delle cellule muscolari, sia il principale meccanismo di crescita muscolare negli esseri umani.

Aumento della Forza e della Densità Mitochondriale. L'esercizio di resistenza porta ad adattamenti che migliorano la forza muscolare. Questi adattamenti possono includere un aumento del numero e della dimensione delle unità motorie e una migliore coordinazione tra il sistema nervoso e muscolare.

Gli adattamenti aerobici, come l'allenamento cardiovascolare, possono portare a un aumento della densità mitocondriale nelle cellule muscolari, migliorando così l'efficienza energetica.

Aumento della Capacità Antiossidante. L'esercizio fisico, specialmente quello intenso, può aumentare la produzione di radicali liberi, molecole dannose per le cellule. Gli adattamenti muscolari includono un aumento della capacità antiossidante per neutralizzare questi radicali liberi e ridurre lo stress ossidativo.

Aumento della Resistenza e Dell'Efficienza Energetica. L'allenamento aerobico promuove adattamenti che migliorano la capacità cardiorespiratoria e la resistenza muscolare. Ciò include un aumento della capacità di trasporto dell'ossigeno, una maggiore efficienza nell'utilizzo degli substrati energetici e una migliore tolleranza al lattato.

Importanza Pratica

Variazione nell'Allenamento. Per stimolare continuamente gli adattamenti muscolari, è importante variare regolarmente gli allenamenti, modificando intensità, volume e tipo di esercizi.

Nutrizione Adeguata. Una corretta alimentazione, con un bilancio di macronutrienti adatto e un adeguato apporto calorico, è essenziale per sostenere gli adattamenti muscolari e promuovere la crescita.

Recupero Adeguato. Il riposo e il recupero sono parte integrante del processo di adattamento muscolare. Un equilibrio tra stimolazione e recupero è fondamentale per ottimizzare la crescita e prevenire il sovrallenamento.

Consapevolezza Individuale. Gli adattamenti muscolari possono variare da persona a persona. La consapevolezza del proprio corpo e la risposta individuale all'allenamento sono cruciali per personalizzare un programma di fitness efficace.

Ruolo degli Ormoni nella Crescita Muscolare

Gli ormoni svolgono un ruolo cruciale nella regolazione e nell'induzione della crescita muscolare. Queste molecole chimiche, prodotte dal sistema endocrino, influenzano una vasta gamma di processi fisiologici nel corpo, compresi quelli associati alla sintesi proteica e all'adattamento muscolare. Esploriamo il ruolo degli ormoni chiave nella crescita muscolare.

Testosterone. Il testosterone è un ormone steroideo anabolico prodotto principalmente nei testicoli (negli uomini) e in piccole quantità nelle ovaie (nelle donne). Il testosterone stimola direttamente la sintesi proteica nei muscoli e promuove la crescita muscolare. Favorisce l'accumulo di proteine contrattili e contribuisce all'iperplasia e all'ipertrorfia muscolare. L'allenamento di resistenza, in particolare l'allenamento ad alta intensità, può aumentare temporaneamente i livelli di testosterone, fornendo un ambiente favorevole alla crescita muscolare.

Insulin-like Growth Factor-1 (IGF-1). L'IGF-1 è un ormone simile all'insulina prodotto principalmente nel fegato in risposta alla secrezione di ormone della crescita (GH). Svolge un ruolo chiave nella crescita e nello sviluppo muscolare stimolando la sintesi proteica e inibendo la proteolisi (degradazione proteica). L'esercizio fisico, in particolare l'allenamento di resistenza e l'allenamento ad alta intensità, può aumentare i livelli di IGF-1.

Ormone della Crescita (GH). L'ormone della crescita è prodotto dalla ghiandola pituitaria e svolge un ruolo fondamentale nella crescita ossea e muscolare, oltre a influenzare il metabolismo energetico. Il GH stimola la sintesi proteica e la crescita dei muscoli, e favorisce la mobilizzazione degli acidi grassi per essere utilizzati come fonte di energia. L'allenamento di resistenza, soprattutto quando coinvolge esercizi multi-articolari e ad alta intensità, può aumentare i livelli di GH.

Cortisolo. Il cortisolo è un ormone catabolico prodotto dalle ghiandole surrenali in risposta allo stress, inclusa l'attività fisica. Sebbene sia essenziale per la regolazione del metabolismo, livelli elevati e cronici di cortisolo possono contribuire alla degradazione proteica e inibire la sintesi proteica, ostacolando la crescita muscolare. Un adeguato riposo, gestione dello stress e un bilanciato programma di allenamento possono contribuire a mantenere i livelli di cortisolo sotto controllo.

Importanza Pratica

Allenamento Mirato. La strutturazione di programmi di allenamento mirati, con un focus sull'allenamento di resistenza e l'uso di esercizi multi-articolari, può massimizzare la produzione di ormoni anabolici.

Nutrizione Adeguata. Una dieta bilanciata, con un adeguato apporto di proteine, carboidrati e grassi sani, supporta la produzione di ormoni anabolici e contribuisce alla crescita muscolare.

Riposo e Recupero. Il sonno di qualità e il recupero sono fondamentali per mantenere un equilibrio ormonale ottimale, evitando il sovrallenamento eccessivo e riducendo il rischio di aumenti di cortisolo cronici.

Consapevolezza Individuale. La risposta ormonale all'allenamento può variare da persona a persona. La consapevolezza delle proprie risposte fisiologiche può aiutare a personalizzare l'approccio all'allenamento per massimizzare gli adattamenti muscolari.

CAPITOLO 3: NUTRIZIONE PER LA MASSA MUSCOLARE

Nel percorso verso la costruzione di una massa muscolare ottimale, la nutrizione riveste un ruolo chiave. Questo capitolo è una guida essenziale per comprendere come il cibo diventa il carburante per la crescita muscolare. Esploreremo le fondamenta di una dieta mirata, analizzando l'importanza di macro e micronutrienti, strategie alimentari pre e post-allenamento, e la sinergia tra nutrizione e allenamento per stimolare la sintesi proteica. Conoscere i principi nutrizionali specifici per la massa muscolare è il fondamento per creare un ambiente metabolico ottimale, sostenendo la performance atletica, il recupero e la costruzione di muscoli robusti. Siete pronti a scoprire il potenziale trasformativo della vostra dieta nella realizzazione dei vostri obiettivi di massa muscolare? Benvenuti nella scienza e nell'arte della nutrizione per la crescita muscolare.

Ruolo delle Proteine, Carboidrati e Grassi nella Massa Muscolare

La nutrizione svolge un ruolo fondamentale nella costruzione e nel mantenimento della massa muscolare. Le proteine, i carboidrati e i grassi sono tre macronutrienti essenziali, ognuno con funzioni specifiche nel supportare la crescita e il recupero muscolare.

Proteine. Le proteine sono i mattoni fondamentali del tessuto muscolare e svolgono un ruolo chiave nella sintesi proteica. Consumare quantità adeguate di proteine fornisce agli organismi il pool di aminoacidi necessario per la ricostruzione e la riparazione delle fibre muscolari stressate durante l'allenamento. Le proteine sono cruciali anche per la produzione di enzimi e ormoni coinvolti nel processo di crescita muscolare. Fonti proteiche di alta qualità includono carne magra, pesce, latticini, uova e legumi. Esistono diverse considerazioni chiave legate alle proteine e al loro impatto sulla crescita muscolare. Vediamone insieme alcune.

Sintesi Proteica e Anabolismo. La sintesi proteica è il processo mediante il quale le cellule costruiscono nuove proteine a partire dagli amminoacidi. Durante l'allenamento, specialmente l'allenamento di resistenza, si verifica una rottura delle fibre muscolari. La sintesi proteica successiva alla sessione di allenamento è essenziale per riparare e rafforzare queste fibre, portando a un adattamento muscolare noto come ipertrofia.

Aminoacidi Essenziali e Profilo Proteico. Gli amminoacidi essenziali sono quelli che il corpo non può sintetizzare autonomamente e deve ottenere attraverso la dieta. Le proteine di alta qualità, come quelle presenti nella carne, pesce, uova e latticini, forniscono tutti gli amminoacidi essenziali necessari per la sintesi proteica ottimale. La diversità del profilo amminoacidico è importante per garantire che tutti i componenti necessari siano disponibili per il corpo.

Apporto Proteico e Obiettivi di Massa Muscolare. La quantità di proteine necessaria varia in base agli obiettivi individuali e al livello di attività fisica. Gli atleti e coloro che mirano a costruire massa muscolare possono richiedere un apporto proteico superiore rispetto a una persona sedentaria. Linee guida generali suggeriscono un consumo di circa 1,6-2,2 grammi di proteine per chilogrammo di peso corporeo al giorno per coloro che sono coinvolti in attività fisiche intense.

Timing delle Proteine. Il momento in cui si consumano le proteine può influenzare la sintesi proteica muscolare. L'assunzione di proteine entro il periodo post-allenamento, soprattutto entro le prime ore, è considerata cruciale per ottimizzare la riparazione e la crescita muscolare. Le fonti proteiche rapide, come proteine del siero di latte o proteine vegetali complete, sono spesso preferite in questo contesto.

Intolleranze e Preferenze. Individui con intolleranze alimentari o preferenze alimentari specifiche devono fare attenzione a ottenere sufficienti proteine da fonti alternative, come proteine vegetali, legumi e alternative ai latticini.

Equilibrio Nutrizionale. Mentre le proteine sono cruciali per la crescita muscolare, è importante mantenere un equilibrio nutrizionale complessivo. Un'adeguata assunzione di carboidrati e grassi sani è essenziale per sostenere l'energia e la salute generale.

Consultazione Professionale. In alcuni casi, come per gli atleti di élite o coloro con esigenze dietetiche specifiche, consultare un nutrizionista o un professionista della salute può essere utile per personalizzare l'apporto proteico in modo ottimale.

In sintesi, comprendere il ruolo delle proteine nella crescita muscolare consente di adottare strategie alimentari mirate per massimizzare gli adattamenti muscolari in risposta all'allenamento.

Carboidrati

I carboidrati sono la principale fonte di energia per l'organismo, specialmente durante l'attività fisica intensa. Sono immagazzinati nei muscoli sotto forma di glicogeno, fornendo il combustibile necessario per sostenere allenamenti vigorosi. Mantenere riserve di glicogeno adeguate è vitale per preservare l'energia durante gli allenamenti e ottimizzare la prestazione muscolare. Fonti di carboidrati complessi come cereali integrali, verdure, frutta e legumi forniscono energia sostenibile e promuovono il recupero muscolare.

Ruolo dei Carboidrati nella Crescita Muscolare

I carboidrati svolgono un ruolo cruciale nel supportare la crescita muscolare fornendo energia durante l'attività fisica e influenzando il recupero. Ecco alcuni aspetti chiave del ruolo dei carboidrati nella massa muscolare:

Fonte Principale di Energia. I carboidrati sono la principale fonte di energia per il corpo, soprattutto durante attività fisiche intense. Durante l'allenamento, il corpo converte i carboidrati in glucosio, che viene utilizzato per alimentare i muscoli in azione. Mantenere riserve di glicogeno, la forma immagazzinata di glucosio nei muscoli, è essenziale per sostenere la performance e prevenire l'affaticamento durante gli esercizi.

Glicogeno e Recupero Muscolare. Dopo un allenamento, specialmente se intensivo, le riserve di glicogeno muscolare possono essere esaurite. Consumare carboidrati dopo l'esercizio aiuta a rifornire rapidamente il glicogeno muscolare e a accelerare il recupero. Questo è particolarmente importante quando si pianifica una sessione di allenamento successiva, poiché livelli adeguati di glicogeno migliorano la prestazione e riducono il rischio di sovrallenamento.

Tipi di Carboidrati e Indice Glicemico. La scelta dei carboidrati è significativa. Carboidrati complessi come quelli presenti in cereali integrali, legumi e verdure forniscono energia a lungo termine senza causare picchi e cali glicemici. D'altro canto, carboidrati semplici ad alto indice glicemico, come quelli nei dolci o nelle bevande zuccherate, possono fornire un rapido picco di energia, ma possono essere seguiti da una brusca diminuzione, influenzando negativamente l'energia e la performance.

Quantità di Carboidrati e Attività Fisica. L'apporto di carboidrati varia in base al livello di attività fisica. Gli atleti e coloro che partecipano a intense sessioni di allenamento possono richiedere un maggiore apporto di carboidrati per sostenere la performance e il recupero. D'altro canto, individui con un livello di attività fisica moderato possono beneficiare da un apporto proporzionato alle loro esigenze energetiche.

Importanza Pratica

Bilanciare i Macro. Un bilancio adeguato tra proteine, carboidrati e grassi è essenziale per sostenere la crescita muscolare e l'energia complessiva.

Timing dei Carboidrati. Consumare carboidrati prima e dopo l'allenamento, in particolare carboidrati complessi, può ottimizzare l'energia e favorire il recupero muscolare.

Scelte Alimentari Intelligenti. Preferire fonti di carboidrati integrali, come cereali integrali, frutta e verdura, contribuisce non solo all'energia, ma anche alla fornitura di fibre e nutrienti essenziali.

Consapevolezza Individuale. Le esigenze di carboidrati possono variare da persona a persona. Considerare fattori come il tipo di attività fisica, il metabolismo e gli obiettivi personali per personalizzare l'apporto di carboidrati.

Grassi

I grassi sono importanti per la salute ormonale e svolgono un ruolo significativo nell'assorbimento delle vitamine liposolubili. Inoltre, i grassi forniscono una fonte di energia a lungo termine, specialmente durante attività di intensità moderata. Acidi grassi omega-3, presenti in pesce, semi di lino e noci, hanno proprietà anti-infiammatorie benefiche per la salute muscolare e generale. Bilanciare il consumo di grassi, preferendo opzioni sane come avocado, olio d'oliva e noci, è essenziale per la gestione del peso corporeo e la salute metabolica. Contrariamente a una vecchia credenza, i grassi svolgono un ruolo fondamentale nella salute generale e, in misura significativa, nella crescita muscolare. Ecco alcuni aspetti chiave del ruolo dei grassi nella massa muscolare:

Fornitura di Energia e Riserva. I grassi rappresentano una forma di energia ad alta densità calorica. Durante l'attività fisica, soprattutto a intensità moderata e prolungata, il corpo utilizza gli acidi grassi immagazzinati come fonte di energia. Questo è particolarmente rilevante durante attività prolungate come il jogging o il ciclismo.

Sostegno Ormonale. Gli acidi grassi sono precursori di molti ormoni, tra cui quelli coinvolti nella crescita muscolare. Le diete povere di grassi possono influenzare negativamente la produzione di ormoni anabolici come il testosterone. Assicurarsi di ottenere una quantità adeguata di grassi sani contribuisce al mantenimento di un ambiente ormonale ottimale per la crescita muscolare.

Assorbimento di Nutrienti Liposolubili. Vitamine liposolubili come la vitamina A, la vitamina D, la vitamina E e la vitamina K richiedono grassi per essere assorbite correttamente nel tratto digerente. Queste vitamine sono cruciali per vari aspetti della salute, inclusa la salute ossea, il sistema immunitario e la funzione antiossidante.

Riduzione dell'Infiammazione. Gli acidi grassi omega-3, presenti in alimenti come pesce, semi di lino e noci, hanno proprietà anti-infiammatorie. Ridurre l'infiammazione è cruciale per favorire un ambiente metabolico positivo e per il recupero muscolare.

Bilancio Ormonale. Un adeguato apporto di grassi è importante per mantenere un equilibrio ormonale sano, inclusa la produzione di ormoni come l'insulina. Un corretto equilibrio tra carboidrati, proteine e grassi può contribuire a evitare picchi glicemici e a stabilizzare i livelli di zucchero nel sangue, che sono cruciali per la salute metabolica.

Priorità per Grassi Sani. Preferire fonti di grassi sani come avocado, olio d'oliva, noci, semi e pesce grasso per ottenere benefici nutrizionali ottimali.

Equilibrio Tra Saturi e Insaturi. Mantenere un equilibrio tra grassi saturi e insaturi è importante. Ridurre il consumo di grassi saturi provenienti da fonti meno salutari può contribuire alla salute cardiovascolare.

Personalizzazione dell'Apporto Le esigenze di grassi possono variare da persona a persona. Considerare il livello di attività fisica, gli obiettivi di allenamento e le preferenze individuali per personalizzare l'apporto di grassi in modo ottimale.

Importanza Pratica del ruolo delle Proteine, Carboidrati e Grassi nella Massa Muscolare

Bilancio Adeguato. Mantenere un equilibrio adeguato tra proteine, carboidrati e grassi è essenziale per fornire al corpo le risorse necessarie per la crescita muscolare e il recupero.

Temping After Exercise. Consumare una combinazione di proteine e carboidrati dopo l'allenamento favorisce la sintesi proteica e rifornisce le riserve di glicogeno, facilitando il recupero muscolare.

Personalizzazione. Le esigenze nutrizionali possono variare tra individui. Personalizzare l'apporto calorico e i rapporti tra macronutrienti in base agli obiettivi personali e al livello di attività fisica è fondamentale per ottimizzare i risultati.

Calorie e bilancio energetico

Il concetto di calorie e bilancio energetico è fondamentale quando si tratta di costruire massa muscolare. Il bilancio energetico rappresenta la differenza tra le calorie consumate attraverso il cibo e le calorie bruciate attraverso l'attività fisica e il metabolismo basale. Ecco alcuni punti chiave relativi a calorie e bilancio energetico nella crescita muscolare:

Calorie e Sintesi Proteica. Per costruire massa muscolare, è necessario consumare un surplus calorico, ovvero un eccesso di calorie rispetto a quelle bruciate. Il surplus calorico fornisce l'energia necessaria per sostenere la sintesi proteica e il processo di costruzione muscolare. Le calorie aggiuntive fungono da riserva energetica, consentendo al corpo di investire nell'ipertrofia muscolare.

Consumo di Proteine e Calorie. Un adeguato apporto calorico è essenziale, ma è altrettanto importante garantire un consumo di proteine sufficiente. Le proteine forniscono gli amminoacidi necessari per la sintesi proteica e la riparazione muscolare. Una dieta bilanciata con un surplus calorico che include una quantità appropriata di proteine è cruciale per massimizzare la crescita muscolare.

Bilancio Energetico Positivo. Un bilancio energetico positivo, indicato da un surplus calorico, è un prerequisito per la costruzione di massa muscolare. In questo stato, il corpo ha un eccedenza di energia, che può essere utilizzata per alimentare la sintesi proteica e sostenere l'attività fisica. Tuttavia, è importante mantenere un surplus moderato per evitare un aumento eccessivo di grasso corporeo.

Monitoraggio del Bilancio Energetico. Il monitoraggio dell'apporto calorico e dell'output energetico è essenziale per regolare il bilancio energetico in modo ottimale. Strumenti come la registrazione alimentare e la consapevolezza delle calorie bruciate attraverso l'attività fisica possono aiutare a modulare il surplus calorico in base agli obiettivi individuali.

Considerazioni Individuali. L'apporto calorico e il bilancio energetico sono soggetti a variazioni individuali. Le esigenze caloriche dipendono da fattori come il metabolismo basale, il livello di attività fisica e il tipo di allenamento svolto. Personalizzare l'approccio calorico in base a queste variabili è cruciale per ottimizzare la crescita muscolare.

Surplus Moderato. Mantenere un surplus calorico moderato è importante per evitare l'eccessivo accumulo di grasso corporeo mentre si promuove la crescita muscolare.

Equilibrio Nutrizionale. Assicurarsi che il surplus calorico sia supportato da una dieta equilibrata, con un adeguato apporto di proteine, carboidrati e grassi.

Regolazione Periodica. È utile monitorare regolarmente l'andamento del bilancio energetico e apportare eventuali regolazioni in base agli adattamenti del corpo e agli obiettivi specifici.

Integratori per la crescita muscolare

Gli integratori possono essere utili per ottimizzare la crescita muscolare quando vengono utilizzati in combinazione con un allenamento mirato e una dieta bilanciata. Tuttavia, è importante sottolineare che gli integratori non sostituiscono una dieta nutrizionalmente ricca e non devono essere considerati la panacea per la crescita muscolare. Ecco alcuni integratori comuni associati alla crescita muscolare:

Proteine in Polvere. Le proteine in polvere, come il siero di latte (whey protein), caseina e proteine vegetali, forniscono una fonte conveniente di proteine ad alto valore biologico. Possono essere utilizzate per soddisfare i requisiti proteici giornalieri e favorire la sintesi proteica. Le proteine in polvere sono spesso consumate prima o dopo l'allenamento per ottimizzare il recupero muscolare.

Tipi Comuni di Proteine in Polvere

Whey Protein. Estratta dal siero del latte, la whey protein è una delle proteine in polvere più popolari. È ricca di amminoacidi a catena ramificata (BCAA) e viene assorbita rapidamente, il che la rende ideale per il consumo prima o dopo l'allenamento per stimolare la sintesi proteica.

Caseina. Anche derivata dal latte, la caseina è digerita più lentamente rispetto alla whey. Questa lenta digestione può fornire una fonte costante di amminoacidi nel corso del tempo, rendendola adatta al consumo prima di periodi di digiuno prolungato, come durante la notte.

Proteine Vegetali. Adatte per coloro che seguono diete vegetariane o vegane, le proteine in polvere a base vegetale possono essere ottenute da fonti come piselli, riso, canapa o soia. Tuttavia, alcune di esse potrebbero non fornire tutti gli amminoacidi essenziali in quantità ottimali.

Utilizzo e Momento del Consumo delle Proteine

Prima dell'Allenamento. Consumare proteine in polvere prima dell'allenamento può fornire aminoacidi prontamente disponibili durante la sessione di allenamento, contribuendo alla sintesi proteica e riducendo la degradazione muscolare.

Dopo l'Allenamento. Il consumo post-allenamento è comunemente raccomandato per sfruttare la finestra anabolica, un periodo in cui il corpo è particolarmente sensibile alla sintesi proteica. La whey protein è spesso preferita in questo contesto per la sua rapida assorbibilità.

Come Snack o Integratore Dietetico. Le proteine in polvere possono essere consumate come uno spuntino ad alto contenuto proteico o come parte di pasti per raggiungere i requisiti giornalieri di proteine in modo comodo.

Quantità Raccomandate. Le esigenze proteiche variano da persona a persona in base al livello di attività fisica, agli obiettivi di allenamento e al peso corporeo. In generale, un consumo giornaliero di proteine compreso tra 1,6 e 2,2 grammi per chilogrammo di peso corporeo è spesso raccomandato per coloro che mirano alla crescita muscolare.

Importanza Pratica.

Scelta della Fonte: Scegliere una proteina in polvere che si adatti alle esigenze e alle preferenze individuali. Per coloro che non consumano prodotti lattieri, le proteine vegetali sono una valida alternativa.

Bilancio Nutrizionale. Le proteine in polvere dovrebbero integrare una dieta bilanciata e non sostituirla completamente. Assicurarsi di ottenere una varietà di nutrienti da fonti alimentari integrali.

Consultazione Professionale. Consultare un nutrizionista o un professionista della salute per determinare la quantità di proteine necessarie e l'adeguatezza di integratori specifici per gli obiettivi individuali.

Integratori di Aminoacidi a Catena Ramificata (BCAA)

I BCAA, costituiti da leucina, isoleucina e valina, sono amminoacidi essenziali che svolgono un ruolo chiave nella sintesi proteica muscolare. L'integrazione di BCAA può essere utile, specialmente durante l'allenamento o in situazioni di deficit calorico, per preservare la massa muscolare e migliorare il recupero.

Creatina. La creatina è un composto naturale presente nei muscoli ed è coinvolta nell'approvvigionamento di energia durante attività ad alta intensità e breve durata. L'integrazione di creatina è associata a un aumento della forza e della massa muscolare, rendendola uno degli integratori più studiati e efficaci per la crescita muscolare.

Beta-Alanina. La beta-alanina è un amminoacido che può migliorare la resistenza muscolare. Viene spesso utilizzata in integratori per ridurre l'accumulo di acido lattico nei muscoli, consentendo prestazioni migliori durante l'allenamento di resistenza.

Omega-3 (Olio di Pesce). Gli acidi grassi omega-3, presenti negli integratori di olio di pesce, hanno proprietà anti-infiammatorie benefiche per la salute muscolare e generale. Possono svolgere un ruolo nel supportare la crescita muscolare riducendo l'infiammazione post-allenamento.

Zinco e Magnesio. Questi minerali sono coinvolti in molte reazioni metaboliche, comprese quelle legate alla sintesi proteica e alla produzione di testosterone. Integratori di zinco e magnesio possono essere utilizzati per migliorare il riposo e il recupero, influenzando indirettamente la crescita muscolare.

Importanza Pratica

Consulenza Professionale. Prima di iniziare qualsiasi integrazione, è consigliabile consultare un professionista della salute o un nutrizionista per assicurarsi che gli integratori siano adatti alle proprie esigenze e obiettivi.

Integratori Come Complemento. Gli integratori dovrebbero essere visti come un complemento a una dieta bilanciata e a un programma di allenamento, non come una soluzione autonoma.

Dosaggio Adeguato. Seguire le indicazioni di dosaggio consigliate e non eccedere nelle dosi. Un uso responsabile degli integratori è fondamentale per evitare possibili effetti collaterali.

Varietà Nutrizionale. Non sostituire mai una dieta varia e nutrizionalmente completa con integratori. Ottenere la maggior parte dei nutrienti da fonti alimentari è sempre preferibile.

CAPITOLO 4: PROGRAMMA DI ALLENAMENTO PER L'AUMENTO DI MASSA MUSCOLARE

Benvenuti nel cuore dell'azione, dove i pesi e la dedizione convergono per plasmare il corpo verso la crescita muscolare. Questo capitolo è un percorso dettagliato attraverso i principi e le metodologie di un programma di allenamento progettato specificamente per l'aumento di massa muscolare. Scopriremo le fondamenta di un'efficace routine di resistenza, dalla periodizzazione all'intensità, dalla selezione degli esercizi alle strategie di recupero. La sinergia tra allenamento mirato e una solida base nutrizionale è la chiave per sbloccare il massimo potenziale del tuo fisico. Preparati per un viaggio attraverso le serie, le ripetizioni e la determinazione, poiché definiremo un percorso che ti porterà verso il raggiungimento dei tuoi obiettivi di massa muscolare. È tempo di trasformare il tuo impegno in risultati tangibili. Iniziamo!

Principi fondamentali dell'allenamento con i pesi

L'allenamento con i pesi costituisce la pietra angolare per la costruzione di massa muscolare e la definizione fisica. Comprendere i principi fondamentali di questo tipo di allenamento è essenziale per massimizzare gli adattamenti muscolari. Ecco alcuni principi chiave.

Progressione Sovraccarico: L'incremento graduale della resistenza è fondamentale per stimolare la crescita muscolare. Aumentare gradualmente il peso o la resistenza degli esercizi provoca stress progressivo sui muscoli, spingendoli ad adattarsi e crescere per gestire il carico aggiuntivo.

Variabilità dell'Allenamento. Introdurre varietà nell'allenamento è essenziale per evitare l'adattamento e stimolare continuamente i muscoli. Modificare gli esercizi, le ripetizioni, le serie e gli schemi di riposo contribuisce a mantenere alta l'efficacia dell'allenamento.

Specificità. Gli adattamenti muscolari sono specifici agli stimoli forniti durante l'allenamento. Adottare esercizi mirati e specifici per i gruppi muscolari desiderati è fondamentale. Ad esempio, se l'obiettivo è lo sviluppo delle gambe, gli esercizi come lo squat e il leg press saranno più rilevanti.

Ripetizioni e Serie Adeguatamente Bilanciate. Le ripetizioni (il numero di movimenti completati in un set) e le serie (il numero di set completati) devono essere bilanciate per ottimizzare la crescita muscolare. Le serie con meno ripetizioni e più peso sono efficaci per la forza, mentre un maggior numero di ripetizioni con meno peso può mirare alla resistenza muscolare.

Recupero Adeguato. Il recupero è cruciale. I muscoli richiedono tempo per riprendersi e crescere. Assegnare periodi di riposo adeguati tra le serie e tra gli allenamenti mira a garantire che i muscoli siano pronti per lo sforzo successivo.

Intensità Adeguata. L'intensità si riferisce all'impegno o alla difficoltà di un esercizio. Un allenamento con alta intensità, in cui i muscoli vengono sollecitati vicino al loro limite, è associato a una maggiore stimolazione muscolare e, quindi, a maggiori adattamenti.

Controllo dell'Esecuzione. Un'esecuzione controllata degli esercizi è cruciale per massimizzare la stimolazione muscolare e ridurre il rischio di infortuni. Concentrarsi sulla corretta tecnica e sull'uso dei muscoli mirati durante ogni fase dell'esercizio è essenziale.

Frequenza di Allenamento. La frequenza di allenamento si riferisce al numero di sessioni di allenamento in una settimana. Una frequenza bilanciata, che consente il recupero sufficiente, è essenziale. L'equilibrio è cruciale: troppi allenamenti possono portare a un sovrallenamento, mentre troppo pochi possono rallentare i progressi.

Adattabilità e Ascolto del Corpo. Ogni individuo è unico. Adattare il programma in base alle risposte individuali del corpo è importante. Ascoltare il proprio corpo, adattare l'allenamento in base alle sensazioni e regolare di conseguenza sono principi chiave.

Importanza Pratica

Personalizzazione. Adattare i principi fondamentali all'individuo, considerando il livello di esperienza, gli obiettivi e le esigenze specifiche.

Bilanciare Intensità e Volume. Trovare il giusto equilibrio tra l'intensità dell'allenamento (pesi usati) e il volume (ripetizioni e serie totali) è essenziale per l'efficacia dell'allenamento.

Registrazione e Valutazione. Tenere un diario di allenamento per monitorare i progressi e apportare eventuali regolazioni in base alle risposte del corpo è un aspetto cruciale del percorso di crescita muscolare.

Schede di allenamento per la crescita muscolare

Le schede di allenamento sono mappe dettagliate che guidano il percorso di un individuo verso la crescita muscolare. Un programma ben strutturato è essenziale per massimizzare gli adattamenti muscolari. Vediamo alcuni elementi chiave nell'approfondimento delle schede di allenamento per la crescita muscolare:

Obiettivi e Pianificazione: Prima di iniziare, stabilire chiaramente gli obiettivi. Che sia aumento della massa muscolare, definizione o forza, la pianificazione deve essere centrata sugli obiettivi specifici. Una scheda di allenamento ben progettata è costruita attorno a questi obiettivi.

Periodizzazione. La periodizzazione implica la divisione del programma di allenamento in fasi, ciascuna con un focus specifico. Questo approccio preventivo aiuta a prevenire l'adattamento e a promuovere una crescita muscolare sostenuta. Fasi di carico, deload e intensificazione possono essere parte di una strategia di periodizzazione.

Strutturazione delle Sessioni. Le sessioni di allenamento dovrebbero includere esercizi composti e isolati per garantire una stimolazione completa di tutti i gruppi muscolari. La suddivisione delle sessioni in parti del corpo o movimenti specifici permette di concentrarsi su gruppi muscolari specifici.

Volume e Intensità. Il volume (ripetizioni x serie x peso) e l'intensità (percentuale massimale di sollevamento) sono aspetti chiave. La modifica di queste variabili nel tempo aiuta a prevenire l'adattamento e a mantenere lo stimolo per la crescita muscolare.

Progressione Sovraccarico. La progressione del carico è essenziale. Un aumento graduale di peso o intensità è necessario per continuare a sfidare i muscoli. L'uso di tecniche avanzate, come il drop set o l'incremento delle ripetizioni, può contribuire a mantenere alta l'intensità.

Riposo e Recupero. Il recupero è parte integrante del processo di crescita muscolare. Pianificare adeguati periodi di riposo tra le serie e giorni di recupero nell'intero programma è fondamentale per evitare il sovrallenamento e massimizzare la crescita.

Variazione degli Esercizi. Introdurre varietà negli esercizi mira a stimolare i muscoli da angolazioni diverse. Questa variazione può prevenire la noia, ma soprattutto, evitare l'adattamento muscolare e promuovere una crescita muscolare più completa.

Monitoraggio e Adattamento. Tenere un diario di allenamento consente di monitorare i progressi. Regolare la scheda di allenamento in base ai risultati e alle risposte del corpo è un processo continuo che permette di ottimizzare l'efficacia del programma.

Consapevolezza dell'Ascolto del Corpo. Ascoltare il proprio corpo è cruciale. Sintomi di sovrallenamento, stanchezza e segnali di stress devono essere presi sul serio. Adattare la scheda di allenamento in risposta alle esigenze del corpo è una pratica saggia.

Flessibilità e Adattabilità. Nonostante la pianificazione dettagliata, essere flessibili è importante. Imprevisti come infortuni o cambiamenti nelle condizioni fisiche richiedono un adattamento della scheda di allenamento per garantire il proseguimento sicuro del percorso di crescita muscolare.

Consulenza Professionale. Un professionista dell'allenamento o un personal trainer può svolgere un ruolo chiave nella progettazione e supervisione delle schede di allenamento. La consulenza professionale assicura che la scheda sia adatta alle esigenze individuali e venga adattata nel tempo per mantenere l'efficacia.

Importanza Pratica.

Coerenza e Pazienza: La coerenza è fondamentale. La crescita muscolare richiede tempo e dedizione costante.

Bilanciare Intensità e Recupero. Trovare l'equilibrio tra un allenamento intenso e il recupero è cruciale per ottenere risultati duraturi.

Registrazione e Riflessione. Tenere traccia del proprio progresso e riflettere sulle risposte del corpo consente adattamenti mirati.

Di seguito sono riportati due esempi di schede di allenamento per la crescita muscolare. Si noti che questi sono modelli generici e possono essere adattati in base al livello di esperienza, agli obiettivi personali e alle esigenze specifiche di ciascun individuo. Prima di iniziare qualsiasi nuovo programma di allenamento, è consigliabile consultare un professionista del fitness o un personal trainer per assicurarsi che sia adatto alle proprie condizioni fisiche.

Esempio di Scheda di Allenamento Full Body (3 giorni a settimana):

Giorno 1:

Squat: 4 set x 8-10 ripetizioni

Panca Piana: 3 set x 10-12 ripetizioni

Rematore con Bilanciere: 3 set x 10-12 ripetizioni

Affondi con Manubri: 3 set x 12-15 ripetizioni per gamba

Lat Machine: 3 set x 10-12 ripetizioni

Riposo tra una serie e l'altra (e anche tra un esercizio e l'altro) tra i 60 e i 90 secondi.

Giorno 2:

Stacchi da Terra: 4 set x 8-10 ripetizioni

Press Militare: 3 set x 10-12 ripetizioni

Pull-Up: 3 set x 8-10 ripetizioni

Curl con Bilanciere: 3 set x 12-15 ripetizioni

Crunch: 3 set x 15-20 ripetizioni

Riposo tra una serie e l'altra (e anche tra un esercizio e l'altro) tra i 60 e i 90 secondi.

Giorno 3:

Leg Press: 4 set x 10-12 ripetizioni

Declino Panca: 3 set x 10-12 ripetizioni

Pulldown al Cavo: 3 set x 12-15 ripetizioni

Curl Hammer: 3 set x 12-15 ripetizioni

Plank: 3 set, mantenere per 60 secondi

Riposo tra una serie e l'altra (e anche tra un esercizio e l'altro) tra i 60 e i 90 secondi.

Esempio di Scheda di Allenamento Divisa (4 giorni a settimana):

Giorno 1: Petto e Tricipiti

Panca Piana: 4 set x 8-10 ripetizioni

Press con Manubri inclinato: 3 set x 10-12 ripetizioni

Flessioni: 3 set x massime ripetizioni

Dip alle parallele: 3 set x 12-15 ripetizioni

Estensioni ai Cavi: 3 set x 12-15 ripetizioni

Riposo tra una serie e l'altra (e anche tra un esercizio e l'altro) tra i 60 e i 90 secondi.

Giorno 2: Schiena e Bicipiti

Stacchi da Terra: 4 set x 8-10 ripetizioni

Pull-Up: 3 set x 8-10 ripetizioni

Rematore con Barra T: 3 set x 10-12 ripetizioni

Curl con Bilanciere: 3 set x 12-15 ripetizioni

Curl Martello: 3 set x 12-15 ripetizioni

Riposo tra una serie e l'altra (e anche tra un esercizio e l'altro) tra i 60 e i 90 secondi.

Giorno 3: Gambe e Spalle

Squat: 4 set x 8-10 ripetizioni

Press Militare: 3 set x 10-12 ripetizioni

Affondi con Manubri: 3 set x 12-15 ripetizioni per gamba

Leg Curl: 3 set x 12-15 ripetizioni

Alzate Laterali: 3 set x 12-15 ripetizioni

Riposo tra una serie e l'altra (e anche tra un esercizio e l'altro) tra i 60 e i 90 secondi.

Giorno 4: Riposo o Attività di Recupero Attivo

Giorno 5: Allenamento Full Body (Leggero)

Leg Press: 3 set x 12-15 ripetizioni

Panca Piana: 3 set x 12-15 ripetizioni

Rematore con Bilanciere: 3 set x 12-15 ripetizioni

Curl con Bilanciere: 3 set x 12-15 ripetizioni

Plank: 3 set, mantenere per 60 secondi

Riposo tra una serie e l'altra (e anche tra un esercizio e l'altro) tra i 60 e i 90 secondi.

Questi sono solo esempi di schede di allenamento e possono essere modificati in base alle preferenze e alle necessità individuali. È importante eseguire ogni esercizio con la corretta tecnica e regolare il peso in modo progressivo per stimolare continuamente la crescita muscolare.

Periodizzazione e Variazione nell'Allenamento

La periodizzazione è una strategia di programmazione dell'allenamento che coinvolge la suddivisione del ciclo di allenamento in fasi specifiche, o periodi, ognuno dei quali ha obiettivi e intensità diversi. L'introduzione di variazioni nell'allenamento è un elemento chiave di questo approccio, e insieme, periodizzazione e variazioni contribuiscono a massimizzare gli adattamenti fisici e prevenire l'adattamento muscolare. Vediamo più da vicino questi aspetti.

Periodizzazione

Periodo di Accumulazione:

Obiettivo. Costruzione di base e aumento del volume di allenamento.

Caratteristiche. Ripetizioni moderate con carichi moderati. Maggior enfasi sulla costruzione della forza di base e della resistenza muscolare.

Periodo di Intensificazione:

Obiettivo: Aumento dell'intensità e della forza.

Caratteristiche: Carichi più pesanti, meno ripetizioni. Maggior concentrazione sulla forza massimale e sulla potenza.

Periodo di Transizione o Deload:

Obiettivo: Recupero e prevenzione del sovrallenamento.

Caratteristiche: Riduzione del volume e dell'intensità. Consentire al corpo di recuperarsi prima di entrare in una nuova fase di carico.

Variazioni nell'Allenamento

Variazioni degli Esercizi:

Benefici. Introduce nuovi stimoli muscolari, previene la noia e l'adattamento.

Esempio:.Sostituire lo squat tradizionale con lo squat frontale o lo squat bulgaro.

Variazioni di Volume e Intensità:

Benefici. Promuove adattamenti muscolari diversificati, contribuisce alla crescita muscolare e alla forza.

Esempio. Variare il numero di set e ripetizioni in diverse fasi del programma.

Variazioni di Modalità:

Benefici. Incorporare diverse modalità di allenamento, come il cross-training, per mantenere la motivazione e stimolare nuovi adattamenti.

Esempio. Aggiungere sessioni di nuoto o ciclismo in fasi specifiche del programma.

Variazioni di Frequenza:

Benefici: Modificare la frequenza settimanale di allenamento per evitare il sovrallenamento o mantenere l'interesse.

Esempio: Passare da un allenamento a quattro giorni a settimana a un allenamento a cinque giorni, o viceversa.

Importanza Pratica

Prevenzione dell'Adattamento. Variare costantemente l'allenamento previene che il corpo si adatti completamente a un particolare stimolo, mantenendo alta l'efficacia dell'allenamento.

Ottimizzazione degli Adattamenti. La periodizzazione consente al corpo di adattarsi gradualmente a carichi crescenti, ottimizzando gli adattamenti muscolari e minimizzando il rischio di infortuni.

Mantenimento della Motivazione. La varietà nell'allenamento mantiene alta la motivazione, rendendo l'esperienza più piacevole e sostenibile a lungo termine.

Recupero Adeguato. Le fasi di transizione o deload consentono al corpo di recuperarsi prima di affrontare fasi più intense, riducendo il rischio di sovrallenamento.

Personalizzazione. Adattare la periodizzazione e le variazioni in base alle risposte individuali del corpo e agli obiettivi specifici per massimizzare i risultati personali.

L'arte della periodizzazione e delle variazioni nell'allenamento risiede nella capacità di bilanciare la coerenza con la flessibilità, adattando il programma in risposta alle esigenze mutevoli del corpo e agli obiettivi in evoluzione.

CAPITOLO 5: RECUPERO E RIPOSO

Benvenuti nel capitolo dedicato a un elemento spesso sottovalutato ma vitale nel percorso di crescita muscolare: il recupero e il riposo. In questa fase, esploreremo l'importanza cruciale di dare al corpo il tempo necessario per guarire e rafforzarsi. Il recupero non è semplicemente l'intervallo tra le serie di allenamento, ma un processo dinamico che coinvolge riposo attivo, corretta nutrizione e tecniche specifiche per favorire il ripristino muscolare. Affronteremo le sfide del sovrallenamento, esploreremo strategie per ottimizzare il sonno e scopriremo come una gestione oculata del recupero può diventare la chiave per sbloccare il tuo pieno potenziale fisico. Preparati per scoprire come il giusto equilibrio tra sforzo e riposo può essere la formula magica per accelerare i tuoi progressi e preservare la tua salute a lungo termine. Let's dive in.

Importanza del riposo per la crescita muscolare

Il riposo rappresenta un elemento cruciale nel puzzle della crescita muscolare, spesso sottovalutato ma essenziale per ottenere risultati ottimali. In questo approfondimento, esploreremo i motivi per cui il riposo è tanto importante e come influisce positivamente sulla tua ricerca di guadagni muscolari.

Riparazione e Ricostruzione. Dopo un intenso allenamento, i muscoli subiscono microlesioni, un processo naturale ma necessario per la crescita muscolare. Il riposo permette al corpo di concentrare le risorse sulla riparazione e ricostruzione di queste microlesioni. È durante il periodo di riposo che le cellule muscolari si rigenerano e diventano più forti, contribuendo all'ipertrofia muscolare.

Equilibrio Ormonale. Durante il sonno e il riposo, il corpo regola la produzione di ormoni fondamentali per la crescita muscolare, come il testosterone e l'ormone della crescita. Questi ormoni svolgono un ruolo chiave nella sintesi proteica e nella riparazione muscolare. Il mancato riposo può interferire con questo delicato equilibrio ormonale, rallentando il processo di crescita muscolare.

Prevenzione del Sovrallenamento. L'allenamento intensivo senza un adeguato periodo di riposo può portare al sovrallenamento. Questo stato può comportare stanchezza cronica, diminuzione delle prestazioni e rischi di infortuni. Il riposo programmato è una strategia preventiva contro il sovrallenamento, garantendo che il corpo abbia il tempo di recuperare completamente.

Riduzione del Rischio di Infortuni. La stanchezza e la mancanza di riposo possono compromettere la forma durante gli allenamenti, aumentando il rischio di infortuni. Il riposo permette una migliore conservazione della tecnica di esecuzione degli esercizi, riducendo la probabilità di lesioni.

Adattamenti Cardiovascolari. L'allenamento intenso può sollecitare il sistema cardiovascolare. Il riposo consente al cuore e ai polmoni di recuperare, adattandosi gradualmente alle sfide poste dagli allenamenti intensi.

Sonno e Recupero Psicologico. Il riposo non riguarda solo il corpo ma anche la mente. Il sonno adeguato e il riposo psicologico sono fondamentali per la salute mentale, la gestione dello stress e la motivazione a lungo termine. Una mente riposata è più propensa a mantenere l'impegno nell'allenamento e ad affrontare sfide più grandi.

Crescita Muscolare Ottimizzata. Un programma di allenamento ben strutturato combinato con un adeguato riposo può ottimizzare la crescita muscolare. Le sessioni di allenamento intense seguite da periodi di riposo consentono al corpo di adattarsi gradualmente, promuovendo guadagni muscolari sostenuti e riducendo il rischio di plateau.

Importanza Pratica

Programmazione Adeguata del Riposo. Pianificare giorni di riposo attivo o completo nella tua routine settimanale.

Sonno di Qualità. Assicurati di ottenere un sonno sufficiente e di buona qualità per massimizzare i benefici del riposo.

Ascolto del Corpo. Presta attenzione ai segnali del tuo corpo. Se senti segnali di stanchezza cronica, potrebbe essere il momento di concederti un periodo di riposo extra.

Strategie di Recupero. Considera l'uso di tecniche di recupero attivo, come massaggi, stretching o idroterapia, per migliorare ulteriormente il processo di recupero.

Approccio Olistico. Comprendere che il riposo non riguarda solo il tempo tra le sessioni di allenamento, ma coinvolge uno stile di vita complessivo che supporta la tua salute fisica e mentale.

Ricorda, il riposo è un compagno fedele nella tua ricerca della crescita muscolare ottimale. Non è solo un periodo di pausa, ma un investimento prezioso per il tuo corpo e il tuo benessere complessivo.

Sonno e Recupero Psicologico: un Approfondimento

Il sonno è molto più di una semplice pausa nella nostra giornata; è un pilastro fondamentale per la salute e il benessere globale. Quando parliamo di "Sonno e Recupero Psicologico" nel contesto dell'allenamento e della crescita muscolare, ci riferiamo agli impatti del sonno sulla salute mentale, sulla motivazione e sulla capacità di affrontare le sfide quotidiane. Esploriamo questo importante aspetto del recupero:

Rigenerazione Cognitiva. Durante il sonno, il cervello attraversa diversi cicli di sonno, inclusi il sonno leggero, il sonno profondo e il sonno REM (Rapid Eye Movement). Questi cicli sono fondamentali per la memoria, l'apprendimento e la capacità cognitiva. Un sonno adeguato assicura che il tuo cervello sia in grado di rigenerarsi e di funzionare in modo ottimale.

Gestione dello Stress. Il sonno di qualità svolge un ruolo chiave nella gestione dello stress. Mancanza di sonno o sonno disturbato possono aumentare i livelli di cortisolo, un ormone dello stress, che può avere impatti negativi sulla tua salute mentale. Un riposo sufficiente contribuisce a mantenere un livello di stress gestibile.

Equilibrio Emotivo. Il sonno influisce sull'equilibrio emotivo. Una buona notte di sonno può favorire la stabilità emotiva, riducendo l'irritabilità e migliorando la capacità di gestire le emozioni. Questo è essenziale per mantenere un atteggiamento positivo durante il tuo percorso di allenamento.

Motivazione e Impegno. Il sonno influisce sulla tua motivazione e sulla tua capacità di impegnarti nell'allenamento. La mancanza di sonno può portare a una riduzione dell'energia, della motivazione e della resistenza mentale. Al contrario, un riposo di qualità può incrementare la tua determinazione e la tua capacità di affrontare gli allenamenti con uno spirito positivo.

Concentrazione e Prestazioni Cognitive. Il sonno è essenziale per la concentrazione e le prestazioni cognitive. Quando sei ben riposato, la tua capacità di concentrarti su compiti complessi, prendere decisioni informate e risolvere problemi è notevolmente migliorata. Questo può estendersi anche alla tua capacità di pianificare e seguire il tuo programma di allenamento.

Recupero Mentale dall'Allenamento. Il sonno rappresenta un momento chiave per il recupero mentale dall'allenamento. Durante le ore di riposo, il tuo corpo rafforza le connessioni neurali coinvolte nei movimenti appresi durante l'allenamento. Questo non solo migliora le tue abilità motorie, ma contribuisce anche al consolidamento delle nuove abitudini di allenamento.

Qualità del Sonno. La qualità del sonno è altrettanto importante quanto la quantità. Creare un ambiente di sonno favorevole, mantenere orari regolari di sonno e ridurre le distrazioni nella camera da letto sono fattori chiave per assicurare un riposo di alta qualità.

Importanza Pratica

Routine del Sonno. Stabilisci una routine del sonno regolare, cercando di andare a letto e svegliarti alla stessa ora ogni giorno.

Ambiente di Sonno Salutare. Assicurati che la tua camera da letto sia confortevole, buia e silenziosa. Riduci la luce blu da dispositivi elettronici prima di coricarti.

Gestione dello Stress Prima di Coricarsi. Praticare tecniche di gestione dello stress, come la meditazione o la respirazione profonda, prima di coricarsi può favorire un sonno più tranquillo.

Monitoraggio del Sonno. L'utilizzo di dispositivi di monitoraggio del sonno può aiutarti a valutare la qualità del tuo sonno e apportare eventuali regolazioni necessarie.

Riposo Attivo. Considera il riposo attivo durante i giorni di recupero. Attività come lo yoga o una passeggiata leggera possono contribuire al rilassamento psicologico.

In conclusione, il sonno è un investimento prezioso per il tuo corpo e la tua mente. Assicurati di dedicare la giusta attenzione a questa parte essenziale del tuo programma di recupero, poiché influisce direttamente sulla tua capacità di massimizzare i benefici del tuo allenamento e promuovere la crescita muscolare.

Tecniche di recupero muscolare

La fase di recupero muscolare è tanto importante quanto l'allenamento stesso. Utilizzare adeguate tecniche di recupero è fondamentale per garantire che i muscoli si riparino in modo ottimale, riducendo il rischio di infortuni e migliorando le prestazioni complessive. Esploriamo alcune tecniche di recupero muscolare chiave:

Stretching e Mobilità

Benefici: Migliora la flessibilità, riduce la rigidità muscolare e promuove il flusso sanguigno.

Tecniche

Stretching Statico: Mantieni una posizione di allungamento per un periodo prolungato.

Stretching Dinamico: Movimenti controllati che coinvolgono una gamma completa di movimento.

Yoga e Pilates: Attività che combinano stretching e forza per migliorare la mobilità.

Massaggi e Automassaggio

Benefici: Riduce la tensione muscolare, migliora la circolazione sanguigna e promuove il rilassamento.

Tecniche

Massaggio Professionale: Rivolgersi a un massaggiatore esperto.

Rullo di Schiuma (Foam Roller): Auto-massaggio usando un rullo di schiuma per massaggiare i muscoli.

Palle per il Massaggio: Utilizzare palle da massaggio per raggiungere specifici punti di tensione.

Crioterapia e Termoterapia

Benefici: Riduce l'infiammazione, allevia il dolore e migliora la circolazione.

Tecniche

Bagni di Ghiaccio (Ice Baths): Immersione in acqua fredda per ridurre l'infiammazione.

Borse del Ghiaccio o Impacchi Freddi: Applicazione localizzata di ghiaccio.

Docce Fredde/Calde: Alternare tra acqua calda e fredda durante la doccia.

Compressione

Benefici: Migliora la circolazione sanguigna, riduce il gonfiore e supporta la riparazione muscolare.

Tecniche

Indumenti a Compressione: Utilizzare calze o maniche a compressione per gli arti.

Compressione Pneumatica: Dispositivi che applicano pressione intermittente per migliorare il flusso sanguigno.

Riposo Attivo e Attività Leggera

Benefici: Favorisce il recupero senza interrompere completamente l'attività fisica.

Tecniche

Passeggiate Leggere: Attività a bassa intensità per mantenere il flusso sanguigno.

Yoga Leggero: Pratiche di yoga meno intense per mantenere la mobilità.

Alimentazione e Idratazione

Benefici: Fornisce nutrienti essenziali per il recupero muscolare e previene la disidratazione.

Tecniche

Proteine e Carboidrati Dopo l'Allenamento: Alimenti che favoriscono la sintesi proteica e ripristinano le riserve di glicogeno.

Idratazione Adeguata: Bere a sufficienza per mantenere l'equilibrio idrico.

Sonno di Qualità

Benefici: Fondamentale per il recupero muscolare, la produzione di ormoni e la riparazione cellulare.

Tecniche

Routine del Sonno: Mantenere orari regolari e creare un ambiente di sonno confortevole.

Power Nap: Breve riposo durante il giorno per combattere la fatica.

Importanza Pratica:

Personalizzazione. Sperimentare con diverse tecniche per identificare quali funzionano meglio per il tuo corpo.

Consistenza. Integrare regolarmente queste tecniche nella tua routine di recupero per massimizzare i benefici.

Ascolto del Corpo. Prestare attenzione ai segnali del tuo corpo e regolare le tecniche di recupero in base alle esigenze individuali.

Integrazione Progressiva. Gradualmente integrare le tecniche di recupero nel tuo programma per evitare sovraccarichi.

La combinazione di queste tecniche di recupero può essere altamente efficace nel mantenere il tuo corpo in uno stato ottimale per la crescita muscolare. L'approccio varia da individuo a individuo, quindi sperimenta per trovare la combinazione che meglio si adatta alle tue esigenze e ai tuoi obiettivi.

Gestione dello stress e dell'affaticamento

La gestione dello stress e dell'affaticamento è fondamentale non solo per il benessere mentale, ma anche per ottimizzare i risultati dell'allenamento e la crescita muscolare. In questo approfondimento, esamineremo l'importanza di una gestione efficace dello stress e dell'affaticamento nel contesto dell'allenamento e della salute generale.

Stress e Sistema Nervoso

Impatto sull'Allenamento: Lo stress attiva la risposta del sistema nervoso simpatico, noto anche come la risposta "combat-flight-freeze". Questo stato di allerta costante può influire negativamente sulla capacità di recupero e sulla qualità del sonno.

Tecniche di Gestione: Incorporare pratiche di gestione dello stress, come la meditazione, la respirazione profonda o lo yoga, può aiutare a calmare il sistema nervoso e migliorare la risposta al training.

Overtraining e Affaticamento Muscolare

Rischio di Overtraining: Un allenamento eccessivo senza adeguato recupero può portare al sovrallenamento, causando stanchezza cronica, riduzione delle prestazioni e rischi di infortuni.

Pianificazione del Recupero: Introdurre periodi di deload o riposo attivo nella tua programmazione può prevenire il sovrallenamento e favorire una maggiore adattabilità.

Importanza del Recupero Psicologico

Risposta Individuale: La percezione dello stress è altamente individuale. Ciò che può essere stressante per una persona potrebbe non esserlo per un'altra. La gestione dello stress è personale e richiede consapevolezza delle proprie reazioni.

Approccio Olistico: Considerare il recupero psicologico come parte integrante del programma di allenamento. Attività come il tempo trascorso con la famiglia, hobby e momenti di relax contribuiscono a un sano recupero mentale.

Monitoraggio dei Segnali di Affaticamento

Ascolto del Corpo: Prestare attenzione ai segnali di affaticamento, come stanchezza persistente, difficoltà di concentrazione e perdita di motivazione.

Adattamenti alla Programmazione: Modificare la programmazione in base ai segnali di affaticamento. Ridurre l'intensità o la durata dell'allenamento può essere necessario per permettere un recupero completo.

Tecniche di Rilassamento

Benefici del Rilassamento: Incorporare tecniche di rilassamento, come il rilassamento muscolare progressivo o la visualizzazione guidata, può ridurre la tensione muscolare e migliorare lo stato mentale complessivo.

Sedute Brevi di Rilassamento: Anche brevi sessioni di rilassamento durante la giornata possono contribuire a gestire lo stress accumulato.

Alimentazione per la Gestione dello Stress

Dieta Equilibrata: Una dieta sana e equilibrata fornisce i nutrienti necessari per sostenere il sistema nervoso e gestire lo stress.

Evitare Stimolanti Eccessivi: Limitare il consumo di caffeina e altri stimolanti, specialmente nelle ore serali, può favorire un sonno più riposante.

Importanza Pratica

Routine di Rilassamento: Integrare nella giornata brevi routine di rilassamento, specialmente durante periodi stressanti.

Ascolto Attivo: Ascoltare attentamente il tuo corpo e regolare il programma di allenamento in base alle sue esigenze.

Variazione nell'Allenamento: Introdurre variazioni nella tua routine di allenamento può aiutare a prevenire la noia e il sovrallenamento.

Consapevolezza del Carico di Stress: Riconoscere i fattori di stress nella tua vita e cercare strategie per gestirli in modo efficace.

Equilibrio Vita-Lavoro-Allenamento: Mantenere un equilibrio tra lavoro, vita personale e allenamento è cruciale per evitare un carico eccessivo di stress.

La gestione efficace dello stress e dell'affaticamento è un elemento chiave per garantire che il tuo corpo e la tua mente siano in condizioni ottimali per affrontare le sfide dell'allenamento e promuovere una crescita muscolare sostenibile.

CAPITOLO 6: OVERCOMING PLATEAU

Benvenuti nel capitolo dedicato a uno degli ostacoli più comuni e sfidanti nel percorso di crescita muscolare: il plateau. Quando ci si impegna in un programma di allenamento a lungo termine, è normale sperimentare fasi in cui i progressi sembrano stagnare. Questi periodi possono essere frustranti, ma rappresentano anche un'opportunità per la crescita e il miglioramento. Nel capitolo "Superare il Plateau", esploreremo le cause di questa fase di stallo, analizzeremo strategie efficaci per superarla e forniremo consigli pratici per riaccendere la tua motivazione e portare i tuoi risultati a nuovi livelli. Affrontare il plateau non è solo una sfida fisica, ma anche una prova di resilienza mentale. Siete pronti a superare questo ostacolo e raggiungere nuove vette nel vostro percorso di crescita muscolare? Let's break through the plateau!

Strategie per Superare i Plateau nella Crescita Muscolare

Il superamento dei plateau nella crescita muscolare richiede un approccio strategico e mirato. Quando ci si trova in una fase di stallo, è fondamentale adottare nuove tattiche per stimolare il corpo e superare le sfide che potrebbero ostacolare i progressi. Esploriamo alcune strategie chiave.

Variazione dell'Allenamento

Ragione: Il corpo si adatta gradualmente agli stessi stimoli. Introdurre variazioni nei tuoi allenamenti, come modificare gli esercizi, la modalità di esecuzione o la sequenza degli esercizi, può rompere la monotonia e stimolare nuovi adattamenti muscolari.

Esempio: Passare da esercizi composti a esercizi isolati o viceversa. Modificare l'ordine degli esercizi.

Aumento del Volume di Allenamento

Ragione: Incrementare il volume di allenamento può essere cruciale per superare un plateau. Questo può avvenire attraverso l'aggiunta di set, ripetizioni o peso.

Esempio: Se eseguivi 3 serie di un dato esercizio, considera l'opzione di aumentare a 4 o 5 serie.

Regolazione dell'Intensità

Ragione: Modificare l'intensità dell'allenamento può essere una strategia efficace. Questo può significare aumentare o diminuire il peso utilizzato, a seconda degli obiettivi specifici.

Esempio: Se stai cercando di massimizzare la forza, potresti aumentare il peso con cui esegui gli esercizi principali.

Periodizzazione e Cicli di Allenamento

Ragione: Utilizzare la periodizzazione può aiutare a programmare fasi di carico e deload, prevenendo il sovrallenamento e massimizzando gli adattamenti muscolari.

Esempio: Programmare un periodo di intensificazione seguito da una fase di recupero più leggera.

Riposo Adeguato e Recupero

Ragione: Il recupero è essenziale. Assicurarsi di ottenere un sonno di qualità e integrare strategie di recupero, come massaggi, stretching e tecniche di rilassamento.

Esempio: Pianificare un giorno di recupero attivo o una settimana leggera dopo un periodo intenso di allenamento.

Cambiamento della Frequenza di Allenamento

Ragione: Modificare la frequenza settimanale di allenamento può introdurre nuovi stimoli e migliorare la capacità del corpo di rispondere.

Esempio: Passare da un allenamento a quattro giorni a settimana a un allenamento a cinque giorni.

Monitoraggio e Adattamento:

Ragione: Tenere un diario di allenamento può aiutarti a monitorare i progressi e identificare quando è il momento di apportare modifiche.

Esempio: Registrare i pesi utilizzati, le ripetizioni e le sensazioni durante gli allenamenti.

Valutazione della Nutrizione:

Ragione: La nutrizione svolge un ruolo critico nella crescita muscolare. Assicurarsi di consumare sufficienti calorie, proteine e nutrienti può influenzare positivamente i risultati.

Esempio: Aumentare l'apporto proteico o regolare l'apporto calorico per adattarsi ai cambiamenti nelle esigenze di allenamento.

Importanza Pratica

Flessibilità nell'Approccio: Sii disposto a sperimentare e adattare il tuo approccio in base alle risposte del tuo corpo.

Consapevolezza Individuale: Capisci che le strategie che funzionano per qualcuno potrebbero non essere le migliori per te. La consapevolezza del tuo corpo è fondamentale.

Persistenza: Superare un plateau richiede tempo e persistenza. Mantieni la motivazione e continua a impegnarti nel tuo percorso di crescita muscolare.

Consultazione Professionale: Se stai lottando per superare un plateau, considera la possibilità di consultare un professionista del fitness o un coach per un piano personalizzato.

Ricorda, superare un plateau è un processo graduale. Con una combinazione strategica di variazioni nell'allenamento, attenzione al recupero e adattamenti nella tua routine, sarai sulla strada giusta per rinvigorire la tua crescita muscolare e raggiungere nuovi obiettivi.

Variazioni nell'allenamento per stimolare la crescita continua

Quando si tratta di perseguire la crescita muscolare continua, la varietà nell'allenamento è un elemento cruciale. Il corpo ha la straordinaria capacità di adattarsi rapidamente agli stimoli, e l'introduzione di variazioni mirate può mantenere alta l'efficacia dell'allenamento nel tempo. In questo approfondimento, esploreremo l'importanza delle variazioni nell'allenamento e forniremo suggerimenti pratici su come implementarle per stimolare la crescita muscolare continua.

Principio di Adattamento

Fenomeno: Il corpo si adatta gradualmente agli stessi stimoli ripetuti, riducendo l'efficacia dell'allenamento nel promuovere la crescita muscolare.

Strategia: Introdurre regolarmente variazioni nell'allenamento può contrastare questo fenomeno, mantenendo alta la risposta del corpo agli stimoli.

Variazioni negli Esercizi

Ragione: Cambiare gli esercizi coinvolge diverse unità motorie e angolazioni, stimolando una maggiore varietà di fibre muscolari.

Esempio: Sostituire il bilanciere con manubri in esercizi come il sollevamento terra o la panca.

Modifiche nei Parametri dell'Allenamento

Ragione: Ajustare il volume, l'intensità e il tempo di recupero può fornire nuovi impulsi al corpo.

Esempio: Ridurre il tempo di recupero tra le serie o aumentare il numero di set.

Progressione nell'Intensità

Ragione: Aumentare progressivamente l'intensità dell'allenamento è fondamentale per stimolare la crescita muscolare continua.

Esempio: Incrementare gradualmente il peso o la resistenza utilizzati negli esercizi.

Variazioni nell'Ordine degli Esercizi

Ragione: Modificare l'ordine degli esercizi può alterare il modo in cui i muscoli vengono reclutati durante la sessione di allenamento.

Esempio: Invertire l'ordine degli esercizi complessi e isolati nella tua routine.

Introduzione di Tecniche Avanzate

Ragione: L'implementazione di tecniche avanzate può aggiungere sfide e variabilità al tuo allenamento.

Esempio: Utilizzare il drop set, le ripetizioni parziali o l'allenamento a circuito.

Cicli di Carico e Deload

Ragione: Programmare periodi di carico e deload può prevenire il sovrallenamento e permettere una maggiore adattabilità del corpo.

Esempio: Programmare una settimana di allenamento meno intenso (deload) dopo diverse settimane di carico.

Esplorazione di Nuove Attività

Ragione: Provare nuove attività o modalità di allenamento può coinvolgere muscoli diversi e fornire stimoli unici.

Esempio: Introdurre attività come il cross-training o il sollevamento pesi olimpico.

Importanza Pratica

Pianificazione Periodica: Introduce variazioni nell'allenamento in modo pianificato, evitando di cambiare troppo frequentemente.

Ascolto del Corpo: Osserva le risposte del tuo corpo alle variazioni e adatta di conseguenza il tuo programma di allenamento.

Consistenza nelle Variazioni: Le variazioni devono essere costanti nel tempo per mantenere l'efficacia.

Consultazione Professionale: Se necessario, consulta un esperto del fitness o un allenatore per sviluppare una strategia di variazione personalizzata.

Mantenere l'Entusiasmo: La varietà nell'allenamento può mantenere alta la motivazione e prevenire la noia.

Mantenere la crescita muscolare continua richiede creatività e attenzione ai dettagli. Implementando saggiamente variazioni mirate nel tuo programma di allenamento, sarai in grado di stimolare costantemente il tuo corpo e massimizzare i risultati nel lungo termine.

CAPITOLO 7: SALUTE E SICUREZZA

Nel percorso verso la crescita muscolare e il raggiungimento dei tuoi obiettivi fitness, la tua salute e sicurezza sono aspetti prioritari che non possono essere trascurati. Il capitolo dedicato a "Salute e Sicurezza" è un pilastro fondamentale per garantire che il tuo viaggio nel mondo del fitness sia sostenibile, efficace e, soprattutto, sicuro.

L'allenamento intenso e mirato può portare a risultati straordinari, ma è altrettanto importante farlo nel rispetto dei limiti del tuo corpo e garantendo che le pratiche adottate siano sicure e salutari. In questo capitolo, esploreremo le strategie per prevenire infortuni, promuovere la salute generale e massimizzare il benessere fisico durante il tuo percorso di crescita muscolare. Ricorda, la tua salute è l'attivo più prezioso, e un approccio consapevole alla sicurezza nell'allenamento è essenziale per un successo duraturo e appagante. Buon allenamento e salute a te!

Prevenzione degli infortuni legati all'allenamento con i pesi

La prevenzione degli infortuni è una componente essenziale per garantire un percorso di crescita muscolare sicuro ed efficace. Allenarsi con i pesi comporta stress fisico sui muscoli, le articolazioni e i tessuti connettivi, rendendo cruciale adottare strategie di prevenzione degli infortuni. Esploriamo le principali considerazioni per ridurre il rischio di infortuni durante l'allenamento con i pesi.

1. Corretta Esecuzione degli Esercizi:

Importanza: La tecnica corretta riduce significativamente il rischio di infortuni. Una postura appropriata e una forma adeguata distribuiscono il carico in modo uniforme sul corpo.

Consigli Pratici:

Impara la tecnica corretta sotto la guida di un professionista.
Utilizza specchi o registrazioni video per monitorare la tua forma.
Inizia con pesi leggeri per acquisire la corretta esecuzione.

2. Riscaldamento Adeguato:

Importanza: Il riscaldamento prepara il corpo per lo stress dell'allenamento e migliora la flessibilità, riducendo il rischio di strappi muscolari e lesioni articolari.

Consigli Pratici:

Dedica almeno 10-15 minuti a esercizi di riscaldamento dinamico.
Focalizzati sulle aree specifiche coinvolte nell'allenamento.

3. Progressione Graduale:

Importanza: Aumentare gradualmente peso e intensità evita sovraccarichi e adatta il corpo ai nuovi livelli di stress.

Consigli Pratici:

Incrementa il peso in modo progressivo, rispettando i tuoi limiti.
Introduce nuovi esercizi gradualmente per permettere all'organismo di adattarsi.

4. Recupero Adeguato:

Importanza: Il recupero è essenziale per prevenire l'affaticamento e ridurre il rischio di infortuni da sovrallenamento.

Consigli Pratici:

Assicurati di avere giorni di riposo nella tua programmazione.
Programma periodi di deload per permettere al corpo di recuperare.

5. Ascolto del Corpo:

Importanza: Prestare attenzione ai segnali del corpo riduce il rischio di infortuni da sovrallenamento o esercizi non adatti.

Consigli Pratici:

Fermati se avverti dolore, non solo fatica muscolare.
Adatta la tua programmazione in base alle risposte del tuo corpo.

6. Igiene Posturale:

Importanza: Una buona postura contribuisce a mantenere il corpo in una posizione sicura durante l'allenamento.

Consigli Pratici:

Concentrati sulla postura durante ogni esercizio.
Consulta un professionista per migliorare la postura, se necessario.

7. Attrezzatura Appropriata:

Importanza: L'utilizzo di attrezzatura adeguata riduce il rischio di infortuni dovuti a strumenti difettosi o inappropriati.

Consigli Pratici:

Assicurati che l'attrezzatura sia in buone condizioni.
Indossa abbigliamento e calzature adatti all'allenamento.

8. Stretching e Mobilità:

Importanza: Mantenere una buona flessibilità riduce la tensione muscolare e migliora la gamma di movimento.

Consigli Pratici:

Include sessioni di stretching nella tua routine.
Focalizzati sulle aree a rischio, come le spalle e le ginocchia.

Importanza Pratica

Educazione Continua: Mantieniti informato sulle corrette tecniche e nuovi approcci per prevenire infortuni.

Adattamento Personale: Regola la tua programmazione in base alle tue risposte individuali e limiti fisici.

Consulenza Professionale: Se sei alle prime armi o hai preoccupazioni specifiche, considera di consultare un personal trainer o un fisioterapista per una guida personalizzata.

La prevenzione degli infortuni è una parte fondamentale di qualsiasi programma di allenamento. Investire tempo ed energie nella tua sicurezza non solo preserva il tuo benessere fisico, ma garantisce che il tuo percorso di crescita muscolare sia duraturo e gratificante nel tempo.

Consigli per una Pratica Sicura e Sostenibile

La sicurezza e la sostenibilità sono cardini fondamentali di un approccio efficace e duraturo all'allenamento. Implementare una pratica sicura non solo riduce il rischio di infortuni, ma contribuisce anche a garantire che il tuo percorso di crescita muscolare sia sano e sostenibile nel lungo termine. Ecco alcuni consigli pratici per una pratica sicura e sostenibile.

Definisci Obiettivi Realistici

Avere obiettivi realistici previene il sovrallenamento e le aspettative irrealistiche.

Consigli Pratici:

Stabilisci obiettivi raggiungibili a breve e lungo termine.

Adatta le tue aspettative alle tue capacità individuali.

Programmazione Equilibrata:

Una programmazione ben strutturata distribuisce il carico di allenamento in modo equilibrato, prevenendo sovraccarichi su singoli gruppi muscolari o articolazioni.

Consigli Pratici:

Include varietà negli esercizi e nei gruppi muscolari.

Programma periodi di deload per garantire il recupero.

Ascolto Attivo del Corpo:

Essere consapevoli delle risposte del corpo riduce il rischio di infortuni e favorisce una crescita muscolare sostenibile.

Consigli Pratici:

Presta attenzione a dolori persistenti o segnali di sovrallenamento.

Modifica il tuo allenamento in base alle esigenze del tuo corpo.

Corretta Esecuzione degli Esercizi:

La tecnica corretta previene infortuni e massimizza i benefici dell'allenamento.

Consigli Pratici:

Impara la corretta esecuzione sotto la guida di un esperto.

Monitora la tua forma durante ogni sessione di allenamento.

Recupero Adeguato:

Il recupero è cruciale per prevenire l'affaticamento e mantenere la sostenibilità dell'allenamento.

Consigli Pratici:

Assicurati di avere giorni di riposo nella tua programmazione.

Programma periodi di deload quando necessario.

Nutrizione Adeguata:

Una dieta equilibrata fornisce i nutrienti necessari per sostenere l'allenamento e favorisce la riparazione muscolare.

Consigli Pratici:

Assicurati di consumare abbastanza proteine, carboidrati e grassi.

Mantieni un adeguato apporto calorico per sostenere l'attività fisica.

Consultazione Professionale

Consultare un esperto del fitness o un fisioterapista può fornire una guida personalizzata per una pratica sicura.

Consigli Pratici:

Chiedi consigli a un professionista in caso di dubbi sulla tua tecnica o programmazione.

Sottoponiti a valutazioni fisiche regolari.

Variazioni nell'Allenamento:

La varietà nell'allenamento previene la noia e riduce il rischio di sovrallenamento.

Consigli Pratici:

Introduce regolarmente nuovi esercizi e approcci.

Mantieni l'allenamento interessante e stimolante.

Importanza Pratica

Consapevolezza Individuale: Conosci i tuoi limiti e ascolta il tuo corpo.

Adattabilità: Modifica il tuo programma in base alle tue esigenze e risposte fisiche.

Educazione Continua: Continua ad apprendere e rimanere informato su nuovi sviluppi nel fitness e nella prevenzione degli infortuni.

Bilancio tra Intensità e Recupero: Trova l'equilibrio ottimale tra un allenamento sfidante e il recupero adeguato.

Sostenibilità nel Tempo: Costruisci una pratica di allenamento che possa essere sostenuta nel lungo termine, contribuendo a una vita sana e attiva.

Seguire questi consigli contribuirà non solo a prevenire infortuni, ma anche a garantire che la tua pratica di allenamento sia un investimento nella tua salute e nel tuo benessere generale nel corso del tempo.

Monitoraggio della salute generale durante la crescita muscolare

Il monitoraggio della salute generale è un aspetto fondamentale durante il percorso di crescita muscolare. Mantenere un'attenzione costante sulla tua salute non solo preserva il benessere generale, ma aiuta anche a ottimizzare i risultati del tuo programma di allenamento. Esploriamo le principali considerazioni e le pratiche consigliate per il monitoraggio della salute durante la crescita muscolare.

1. Check-Up Medico Periodico:

Importanza: Un controllo medico regolare fornisce una panoramica della tua salute generale e può individuare precocemente eventuali problemi.

Pratica Consigliata: Programma visite mediche periodiche, specialmente se inizi un nuovo programma di allenamento.

Discuti con il tuo medico eventuali preoccupazioni o sintomi.

2. Esami di Laboratorio:

Importanza: Gli esami di laboratorio offrono dati obiettivi sulle tue condizioni fisiche, inclusi livelli di colesterolo, zuccheri e marcatori di funzione renale.

Pratica Consigliata: Effettua esami del sangue regolari per monitorare i parametri chiave.

Consulta un professionista della salute per interpretare i risultati.

3. Monitoraggio del Peso Corporeo e della Composizione Corporea:

Importanza: Il peso e la composizione corporea forniscono indicazioni sul successo del tuo programma di crescita muscolare e sulla salute generale.

Pratica Consigliata: Monitora il peso corporeo in modo regolare.

Utilizza strumenti come la misurazione delle pieghe cutanee o l'impedenziometria per valutare la composizione corporea.

4. Valutazione del Livello di Stress:

Importanza: L'eccessivo stress può influenzare negativamente la tua salute e la tua capacità di recupero.

Pratica Consigliata: Presta attenzione ai segnali di stress fisico e mentale.

Integra tecniche di gestione dello stress, come il rilassamento o la meditazione.

5. Monitoraggio del Sonno:

Importanza: Il sonno è cruciale per la riparazione muscolare e il recupero generale.

Pratica Consigliata: Registra la durata e la qualità del sonno.

Assicurati di avere una routine del sonno regolare.

6. Valutazione della Performance:

Importanza: Monitorare la tua performance durante l'allenamento offre indicazioni sulla tua forma fisica e sulla tua capacità di recupero.

Pratica Consigliata: Tieni un diario di allenamento per registrare pesi, ripetizioni e sensazioni.

Rivedi regolarmente la tua progressione per identificare eventuali anomalie.

7. Ascolto del Corpo:

Importanza: Prestare attenzione ai segnali del corpo è fondamentale per individuare eventuali segnali di sovrallenamento o sottostima.

Pratica Consigliata: Sii consapevole di dolori persistenti o cambiamenti nelle sensazioni.

Adatta la tua programmazione in base alle risposte del tuo corpo.

8. Valutazione della Motivazione:

Importanza: Mantenere alta la motivazione è cruciale per un programma di crescita muscolare sostenibile.

Pratica Consigliata: Valuta regolarmente il tuo livello di motivazione.

Introduce varietà nell'allenamento per prevenire la noia.

Importanza Pratica

Consistenza nel Monitoraggio: Mantieni una routine nel monitoraggio della tua salute.

Comunicazione con i Professionisti: Se noti variazioni significative o preoccupanti, consulta un medico o un professionista della salute.

Adattamento della Programmazione: Modifica la tua programmazione in base alle risposte del tuo corpo e alle indicazioni della tua salute generale.

Consapevolezza Individuale: Sviluppa una consapevolezza del tuo corpo e delle sue esigenze specifiche.

Il monitoraggio costante della salute durante la crescita muscolare non solo preserva il tuo benessere generale, ma assicura anche che tu stia lavorando in armonia con il tuo corpo per raggiungere i tuoi obiettivi di fitness in modo sicuro e sostenibile.

CAPITOLO 8: PSICOLOGIA DEL FITNESS

Nel cammino verso la crescita muscolare e il raggiungimento dei tuoi obiettivi fitness, la tua mente gioca un ruolo cruciale. Il capitolo sulla "Psicologia del Fitness" esplora l'importante connessione tra mente e corpo, evidenziando come gli aspetti psicologici influenzino il tuo successo nel percorso di allenamento. Dall'approccio mentale all'allenamento all'aspetto della motivazione e della gestione dello stress, questo capitolo ti guiderà nell'esplorazione di come una mente forte e positiva possa essere un alleato fondamentale nel raggiungimento dei tuoi obiettivi di crescita muscolare. Preparati a esplorare il potere della psicologia nel plasmare il tuo percorso di fitness in modo sano, sostenibile e gratificante.

Cosa si Intende per Psicologia del Fitness

La "psicologia del fitness" si riferisce allo studio degli aspetti psicologici e emotivi coinvolti nell'ambito dell'allenamento fisico e del raggiungimento degli obiettivi di fitness. Questo campo esplora come la mente, le emozioni e i comportamenti influenzano e vengono influenzati dall'attività fisica, dalla dieta e da altri aspetti legati al benessere.

Gli elementi chiave della psicologia del fitness includono:

Motivazione: Comprendere ciò che motiva una persona ad impegnarsi nell'allenamento fisico e a mantenere uno stile di vita attivo. La motivazione può variare da individuo a individuo e può essere influenzata da fattori interni ed esterni.

Gestione dello Stress: Esplorare come l'attività fisica può influenzare lo stress e come gestire efficacemente le pressioni quotidiane attraverso l'esercizio fisico.

Consapevolezza Corporea: Sviluppare una consapevolezza dell'aspetto fisico e delle sensazioni corporee durante l'allenamento, contribuendo a una connessione più forte tra mente e corpo.

Autostima e Benessere Emotivo: Esaminare come l'attività fisica possa influenzare positivamente l'autostima e il benessere emotivo, contribuendo a un atteggiamento positivo verso il proprio corpo e la propria salute.

Pianificazione e Adesione: Analizzare come la psicologia possa influenzare la pianificazione dell'allenamento e la coerenza nell'aderire a uno stile di vita attivo nel lungo termine.

Costruzione di Abitudini Salutari: Studiare come formare abitudini positive, come l'allenamento regolare e le scelte alimentari salutari, attraverso processi psicologici.

Gestione delle Emozioni: Esplorare come l'attività fisica può contribuire alla gestione delle emozioni, fornendo un outlet sano per lo stress e migliorando il benessere emotivo complessivo.

Risposta al Dolore e al Discomfort: Comprendere come la mente risponde al dolore e al disagio durante l'allenamento e come ciò possa influenzare la capacità di superare le sfide fisiche.

In sintesi, la psicologia del fitness cerca di approfondire la comprensione di come gli aspetti psicologici impattano la salute fisica e il successo nell'ottenere risultati di fitness. Questo campo aiuta a sviluppare strategie personalizzate per affrontare le sfide mentali legate all'allenamento, migliorando così la probabilità di successo nel raggiungimento degli obiettivi di salute e forma fisica. Ma vogliamo vedere meglio, più da vicino, ognuno degli aspetti su menzionati.

Motivazione

La motivazione gioca un ruolo cruciale nell'ambito del fitness, influenzando la decisione di iniziare un programma di allenamento, mantenere l'aderenza a lungo termine e affrontare le sfide che possono sorgere durante il percorso di crescita muscolare. Esploriamo i diversi aspetti della motivazione nel contesto del fitness.

Motivazioni Intrapersonali:

Definizione: Le motivazioni intrapersonali derivano da desideri personali, obiettivi e valori individuali.

Esempi: Miglioramento della salute generale.

Aumento dell'autostima.

Raggiungimento di obiettivi personali di forma fisica.

Motivazioni a Breve e Lungo Termine:

Definizione: La motivazione a breve termine può essere legata a risultati immediati, mentre quella a lungo termine è incentrata su obiettivi a più lungo raggio.

Esempi. A breve termine: Vedere progressi settimanali.

A lungo termine: Mantenere uno stile di vita attivo nel tempo.

Motivazioni Intrinseche:

Definizione: Le motivazioni intrinseche sono legate al piacere personale e all'interesse per l'attività stessa.

Esempi:Gusto per l'allenamento.

Soddisfazione derivante dalla progressione personale.

Motivazioni Estrinseche:

Definizione: Le motivazioni estrinseche derivano da ricompense esterne o obiettivi esterni.

Esempi: Guadagnare un premio.

Ricevere riconoscimenti sociali.

Motivazione Collegata agli Obiettivi:

Definizione: La motivazione collegata agli obiettivi si concentra sul raggiungimento di specifici risultati.

Esempi: Perdere peso. Aumentare la massa muscolare.

Sfide della Motivazione

Definizione: Le sfide possono includere momenti di stanchezza, mancanza di risultati immediati o cambiamenti nelle circostanze personali.

Strategie: Rivedere e aggiornare gli obiettivi.

Trovare fonti di ispirazione esterne.

Variare l'allenamento per evitare la noia.

Cambiamenti nel Livello di Motivazione

Definizione: Il livello di motivazione può variare nel tempo a causa di diverse influenze.

Strategie: Riconoscere e accettare i cambiamenti.

Regolare l'allenamento e gli obiettivi di conseguenza.

Importanza Pratica

Auto-Conoscenza: Comprendere le proprie motivazioni personali.

Allineamento degli Obiettivi: Assicurarsi che gli obiettivi di fitness siano allineati con le motivazioni personali.

Adattabilità: Saper adattare la motivazione a breve termine per sostenere la motivazione a lungo termine.

Celebrazione dei Successi: Riconoscere e celebrare i successi, anche quelli più piccoli.

Comunità di Supporto: Coinvolgere amici, familiari o una comunità di fitness per mantenere elevati i livelli di motivazione.

La motivazione nel fitness è un processo dinamico che richiede una comprensione profonda delle proprie ragioni per impegnarsi in un programma di allenamento. Con una motivazione ben compresa e gestita, è possibile superare le sfide e mantenere uno stile di vita attivo e salutare nel lungo termine.

Gestione dello Stress

La gestione dello stress è un elemento cruciale nell'ambito del fitness, poiché l'esercizio fisico può svolgere un ruolo significativo nel mitigare gli effetti negativi dello stress sulla salute mentale e fisica. Esploriamo l'importanza della gestione dello stress nel contesto del fitness e forniamo strategie pratiche per integrare l'allenamento come strumento di gestione dello stress.

Stress e Risposta Fisiologica:

Definizione: Lo stress è la risposta del corpo a sfide o minacce, innescando una serie di reazioni fisiologiche.

Ruolo nell'Allenamento: L'esercizio fisico può modulare la risposta dello stress, aiutando a regolare le reazioni fisiologiche.

Benefici della Gestione dello Stress attraverso l'Allenamento:

Riduzione del Cortisolo: L'esercizio fisico regolare può contribuire a ridurre i livelli di cortisolo, un ormone dello stress.

Rilascio di Endorfine: L'attività fisica stimola il rilascio di endorfine, sostanze chimiche del benessere, contribuendo a migliorare l'umore e ridurre lo stress.

Miglioramento del Sonno: L'allenamento regolare può favorire un sonno più profondo, fondamentale per una gestione efficace dello stress.

Forme di Esercizio adatte alla Gestione dello Stress:

Aerobico: Attività come la corsa, il nuoto o la bicicletta possono favorire la riduzione dello stress.

Pilates e Simili: Queste pratiche integrano movimenti fisici con tecniche di respirazione e rilassamento.

Allenamento di Forza: L'allenamento con i pesi può anche contribuire a ridurre lo stress attraverso l'accumulo di forza e il rilascio di tensione.

Programmazione dell'Allenamento per la Gestione dello Stress:

Regolarità: L'allenamento regolare è fondamentale per ottenere benefici a lungo termine sulla gestione dello stress.

Varietà: Introdurre varietà nella routine di allenamento previene la noia e mantiene elevato l'interesse.

Durata Adeguata: Una sessione di allenamento di durata adeguata, combinata con il recupero, può contribuire efficacemente alla gestione dello stress.

Meditazione durante l'Allenamento:

Definizione: Integrare tecniche e pratiche di meditazione durante l'esercizio.

Benefici: Favorisce la consapevolezza del corpo e dell'ambiente circostante.

Contribuisce a ridurre l'ansia e lo stress.

Consapevolezza dell'Equilibrio tra Carico di Allenamento e Recupero:

Definizione: L'equilibrio tra carico di allenamento e recupero è essenziale per prevenire il sovrallenamento e ridurre lo stress cronico.

Strategie: Introdurre periodi di deload nell'allenamento. Ascoltare il corpo e adattare la programmazione di conseguenza.

Comunicazione con il Proprio Allenatore o Team di Supporto:

Importanza: Condividere le sfide legate allo stress con il proprio allenatore o una comunità di supporto può offrire un sostegno prezioso.

Benefici: Ricevere consigli personalizzati. Condividere esperienze e strategie efficaci con gli altri.

Attività Ricreative e di Svago:

Definizione: Integrare attività ricreative o di svago nell'allenamento.

Esempi: Camminate nella natura.Sport di squadra per la socializzazione.

Importanza Pratica:

Auto-Osservazione: Riconoscere i segnali di stress e adottare un approccio proattivo nella gestione.

Personalizzazione: Adattare l'allenamento alle preferenze individuali per massimizzare i benefici sulla gestione dello stress.

Consistenza: Mantenere una routine regolare di allenamento per ottenere benefici duraturi.

Flessibilità: Essere flessibili nell'adattare la programmazione di allenamento in periodi di maggior stress.

Ascolto del Corpo: Ascoltare attentamente il corpo e regolare l'allenamento in base alle sue risposte.

La gestione dello stress attraverso l'allenamento è un elemento chiave per promuovere il benessere mentale e fisico. Integrare strategie di gestione dello stress nel proprio programma di fitness contribuisce non solo a migliorare le prestazioni, ma anche a favorire una salute complessiva e un equilibrio nella vita quotidiana.

Consapevolezza Corporea

La consapevolezza corporea rappresenta la capacità di essere pienamente consapevoli delle sensazioni, dei movimenti e delle reazioni del proprio corpo. Nel contesto del fitness, sviluppare la consapevolezza corporea è fondamentale per migliorare l'efficacia dell'allenamento, prevenire infortuni e favorire una connessione più profonda tra mente e corpo. Esploriamo l'importanza della consapevolezza corporea e forniamo strategie pratiche per svilupparla durante l'attività fisica.

Definizione di Consapevolezza Corporea:

Elementi Chiave: La consapevolezza corporea implica la percezione dettagliata delle sensazioni fisiche, la comprensione della postura e la consapevolezza dei movimenti del corpo.

Ruolo nell'Allenamento: La consapevolezza corporea contribuisce a migliorare la qualità dell'allenamento, prevenire lesioni e promuovere una maggiore efficacia nei movimenti.

Sensazioni Fisiche e Propriocezione:

Definizione: La capacità di percepire e interpretare le sensazioni fisiche, incluso il senso di posizione e movimento del corpo.

Ruolo nell'Allenamento: Miglioramento della tecnica degli esercizi. Riduzione del rischio di infortuni.

Respirazione Consapevole:

Importanza: La consapevolezza della respirazione contribuisce a migliorare l'ossigenazione del corpo e regolare lo sforzo durante l'allenamento.

Strategie Pratiche: Praticare esercizi di respirazione consapevole durante l'allenamento. Collegare la respirazione con i movimenti.

Ascolto Attivo del Corpo:

Definizione: Essere attenti ai segnali del corpo durante l'esercizio.

Ruolo nell'Allenamento: Prevenire il sovrallenamento. Regolare l'intensità dell'allenamento in base alle risposte fisiche.

Postura e Allineamento:

Importanza: Una buona postura e allineamento migliorano l'efficacia degli esercizi e riducono il rischio di lesioni.

Esercizi: Praticare esercizi specifici per migliorare la postura. Utilizzare specchi o registrazioni video per monitorare l'allineamento.

Movimenti Funzionali:

Definizione: Eseguire movimenti che imitano le attività quotidiane.

Benefici: Migliorare la funzionalità del corpo. Integrare la consapevolezza nei movimenti quotidiani.

Tecniche di Meditazione nell'Allenamento:

Definizione: Essere presenti e concentrati durante l'esercizio, senza distrazioni mentali.

Approccio: Eliminare distrazioni durante l'allenamento. Prestare attenzione ai dettagli del movimento.

Benefici: Miglioramento della flessibilità e forza. Aumento della consapevolezza della postura e del movimento.

Importanza Pratica:

Gradualità nell'Introduzione: Sviluppare la consapevolezza corporea richiede tempo e pratica.

Esplorazione Sensibile: Sperimentare nuovi esercizi in modo graduale, prestando attenzione alle sensazioni.

Registrazione delle Sensazioni: Tenere un diario delle sensazioni durante l'allenamento per monitorare la progressione e apportare eventuali correzioni.

Feedback Esterno: Chiedere feedback a un allenatore o utilizzare registrazioni video per valutare la forma e l'allineamento.

Varietà nell'Allenamento: Introdurre varietà negli esercizi per stimolare la consapevolezza corporea attraverso una gamma diversificata di movimenti.

Sviluppare la consapevolezza corporea nel fitness non solo migliora l'efficacia dell'allenamento, ma contribuisce anche a una maggiore connessione con il proprio corpo, favorendo una pratica più consapevole e centrata sull'ascolto delle proprie esigenze fisiche e mentali.

Autostima e Benessere Emotivo

L'autostima e il benessere emotivo svolgono un ruolo cruciale nel determinare la qualità della tua esperienza nell'ambito del fitness. Una sana autostima e un benessere emotivo positivo sono fondamentali per mantenere un approccio equilibrato all'allenamento, raggiungere gli obiettivi di fitness e godere dei benefici complessivi per la salute mentale e fisica. Esploriamo come questi aspetti influenzano il mondo del fitness e forniamo strategie pratiche per migliorare l'autostima e il benessere emotivo attraverso l'attività fisica.

Autostima nel Fitness:

Definizione: L'autostima è la valutazione e il giudizio che una persona ha di sé stessa in relazione alle sue competenze, capacità e valore personale.

Ruolo nell'Allenamento: L'autostima positiva favorisce l'approccio positivo all'allenamento. Può migliorare la perseveranza e la motivazione.

Benefici dell'Esercizio sull'Autostima:

Miglioramento dell'Aspetto Fisico: La pratica regolare dell'attività fisica può contribuire a migliorare l'aspetto fisico, influenzando positivamente l'autostima.

Soddisfazione Personale: Il raggiungimento degli obiettivi di fitness può aumentare la soddisfazione personale, contribuendo a una percezione positiva di sé stessi.

Affrontare le Sfide e le Delusioni:

Approccio Positivo: L'allenamento può diventare un terreno per affrontare sfide e delusioni in modo costruttivo, contribuendo a sviluppare una mentalità resilient, che a sua volta migliora l'autostima.

Ridefinizione degli Obiettivi: Imparare a ridefinire gli obiettivi in modo realistico e celebrare i successi, anche quelli più piccoli.

Ruolo della Socializzazione:

Importanza: La partecipazione a classi di gruppo, sessioni di allenamento con amici o l'appartenenza a comunità di fitness può promuovere l'autostima attraverso la connessione sociale e il supporto reciproco.

Costruzione di Relazioni Positive: La costruzione di relazioni positive può influenzare positivamente la percezione di sé.

Benessere Emotivo e Equilibrio Mentale:

Definizione: Il benessere emotivo riguarda la gestione delle emozioni, la resilienza emotiva e la capacità di affrontare lo stress.

Contributo dell'Esercizio: L'esercizio fisico è correlato a una riduzione dello stress, all'incremento dell'energia e all'equilibrio emotivo.

Connessione Mente-Corpo:

Importanza: Pratiche come lo yoga o la meditazione durante l'allenamento promuovono la connessione mente-corpo, contribuendo al benessere emotivo.

Focalizzazione dell'Attenzione: Focalizzare l'attenzione sui movimenti e sulla respirazione durante l'allenamento può ridurre l'ansia e migliorare la consapevolezza emotiva.

Riconoscimento e Accettazione:

Definizione: Riconoscere e accettare i propri limiti, senza giudizio negativo, è essenziale per il benessere emotivo.

Strategie: Evitare il confronto costante con gli altri. Abbracciare la propria unicità e progressione individuale.

Counseling e Supporto Professionale:

Ruolo: In alcuni casi, il supporto di professionisti, come psicologi dello sport o counselor, può essere prezioso per affrontare sfide emotive legate all'allenamento.

Approccio Personalizzato: Creare un approccio personalizzato per affrontare specifiche preoccupazioni legate all'autostima o al benessere emotivo.

Importanza Pratica:

Celebrazione dei Successi: Riconoscere e celebrare i successi, anche quelli più piccoli, per alimentare l'autostima.

Consapevolezza delle Proprie Emozioni: Sviluppare la consapevolezza delle proprie emozioni durante e dopo l'allenamento.

Ascolto Attivo di Sé Stessi: Essere attenti ai propri bisogni e rispettare il proprio corpo e mente.

Bilancio tra Progressione e Accettazione: Trovare un equilibrio tra il desiderio di progredire e l'accettazione di sé stessi al momento presente.

Partecipazione a Comunità di Supporto: Coinvolgersi in comunità di fitness che promuovono un ambiente di supporto e incoraggiamento reciproco.

L'integrazione di pratiche che migliorano l'autostima e il benessere emotivo nell'allenamento contribuisce a creare un ambiente positivo, sostenibile e gratificante, fornendo benefici non solo fisici, ma anche emotivi e psicologici.

Pianificazione e adesione

La pianificazione e l'adesione sono due elementi chiave che svolgono un ruolo fondamentale nel successo di un programma di fitness. Una pianificazione accurata crea una struttura solida, mentre un'adesione coerente al piano di allenamento assicura che gli obiettivi vengano raggiunti in modo efficace e sostenibile. Esploriamo l'importanza della pianificazione e dell'adesione nel contesto del fitness e forniamo strategie pratiche per massimizzarne l'efficacia.

Pianificazione nel Fitness:

Definizione: La pianificazione nel fitness implica la creazione di un programma strutturato di allenamento, nutrizione e recupero per raggiungere specifici obiettivi di salute e forma fisica.

Elementi Chiave: Obiettivi chiari e realistici. Struttura temporale ben definita. Varietà nell'allenamento.

Importanza della Pianificazione:

Orientamento agli Obiettivi: La pianificazione fornisce una guida chiara su come raggiungere gli obiettivi desiderati.

Efficienza nell'Allenamento: Un programma pianificato consente un utilizzo più efficiente del tempo di allenamento.

Prevenzione del Sovrallenamento: Evita il rischio di esercitare troppa pressione su determinate parti del corpo, riducendo il rischio di lesioni.

Flessibilità nella Pianificazione:

Definizione: Una pianificazione flessibile consente adattamenti in risposta a cambiamenti nelle circostanze personali o fisiche.

Strategie: Prevedere opzioni alternative per gli allenamenti. Essere pronti a modificare il piano in base alle esigenze del momento.

Adesione al Piano di Allenamento:

Definizione: L'adesione si riferisce alla coerenza nel seguire il piano di allenamento nel tempo.

Elementi Chiave: Motivazione costante. Consapevolezza delle barriere potenziali. Sviluppo di abitudini.

Strategie per Migliorare l'Adesione:

Fissare Obiettivi Realistici: Obiettivi raggiungibili promuovono un impegno continuo.

Coinvolgere la Socializzazione: Allenarsi con amici o partecipare a classi di gruppo migliora la motivazione attraverso la socializzazione.

Registrazione dei Progressi: Monitorare i progressi fornisce un senso di realizzazione, incentivando l'adesione.

Ruolo delle Abitudini:

Definizione: L'adesione diventa più sostenibile quando l'allenamento diventa un'abitudine automatica.

Sviluppo di Abitudini Salutari: Ripetere regolarmente l'allenamento contribuisce a formare abitudini positive.

Adattabilità alle Sfide:

Prevedere Ostacoli: Prevedere potenziali sfide e sviluppare strategie per superarle.

Flessibilità Mentale: Essere flessibili nell'adattare il piano in risposta alle sfide impreviste.

Supporto Sociale e Accountability:

Importanza: Condividere gli obiettivi con amici, familiari o un allenatore crea un sistema di accountability.

Benefici: Ricevere supporto emotivo. Aumentare la responsabilità nei confronti dell'adesione.

Importanza Pratica:

Pianificazione su Misura: Creare un piano di allenamento personalizzato in base agli obiettivi individuali e alle preferenze.

Monitoraggio dei Progressi: Utilizzare registrazioni di allenamento, foto o misure per tenere traccia dei progressi.

Flessibilità Mentale: Accettare che ci saranno giorni con impegni imprevisti o stanchezza, e adattare il piano di conseguenza.

Celebrazione dei Successi: Riconoscere e festeggiare i successi, anche quelli più piccoli, per rinforzare la motivazione.

Partecipazione a Classi o Gruppi di Supporto: Coinvolgersi in comunità fitness o gruppi di supporto online per condividere esperienze e ottenere motivazione.

Autovalutazione Periodica: Periodicamente, valutare la pianificazione e l'adesione, apportando eventuali modifiche o adattamenti necessari.

La combinazione efficace di una pianificazione ben strutturata e una costante adesione al piano di allenamento forma la base per il successo nel raggiungimento degli obiettivi di fitness a lungo termine. La coerenza, la flessibilità e il supporto sociale giocano un ruolo chiave nel garantire un percorso di fitness sostenibile e gratificante.

Costruzioni di Abitudini Salutari

La costruzione di abitudini salutari rappresenta un elemento cruciale per il successo a lungo termine nel fitness. Le abitudini formano il tessuto connettivo della nostra vita quotidiana e, quando si tratta di salute e benessere, sono fondamentali per mantenere un approccio costante all'attività fisica, alla nutrizione e al recupero. Esploriamo l'importanza della costruzione di abitudini salutari nel contesto del fitness e forniamo strategie pratiche per sviluppare e mantenere abitudini positive.

Definizione di Abitudini Salutari:

Elementi Chiave: Le abitudini salutari sono comportamenti ripetitivi, integrati nella vita quotidiana, che contribuiscono al benessere generale.

Esempi: Esercizio regolare. Alimentazione bilanciata. Adeguato riposo e recupero.

Importanza delle Abitudini Salutari:

Sostenibilità a Lungo Termine: Le abitudini salutari forniscono un approccio sostenibile al fitness, creando routine integrate nella vita quotidiana.

Automatismo: Dopo un periodo di pratica costante, le abitudini diventano comportamenti automatici, richiedendo meno sforzo mentale.

Processo di Formazione delle Abitudini:

Modello dei 3 R: Reminder (Promemoria): Identificare un segnale che attivi l'abitudine.

Routine (Routine): Eseguire l'azione desiderata.

Reward (Ricompensa): Collegare l'abitudine a una ricompensa positiva.

Strategie per Costruire Abitudini Salutari:

Fissare Obiettivi S.M.A.R.T.:

Specifici, Misurabili, Attuabili, Realistici, Temporizzati.

Gradualità nell'Introduzione: Introdurre cambiamenti graduali per evitare sentimenti di sovraccarico.

Coinvolgere la Socializzazione: Allenarsi con amici o partecipare a gruppi di supporto crea un senso di responsabilità sociale.

Creazione di Routine Mattutine o Serali:

Definizione: Incorporare abitudini salutari in routine giornaliere, come un breve allenamento mattutino o una sessione di rilassamento serale.

Benefici: Favorire una struttura quotidiana. Creare momenti fissi per l'attività fisica.

Accountability e Monitoraggio dei Progressi:

Ruolo dell'Accountability: Condividere gli obiettivi con un amico o un allenatore per ricevere feedback e sostegno.

Registrazione dei Progressi: Tenere traccia dei progressi contribuisce a rafforzare l'adesione attraverso il riconoscimento degli obiettivi raggiunti.

Varietà nell'Allenamento:

Definizione: Introdurre varietà nell'allenamento mantiene l'interesse e previene la noia, sostenendo la continuità delle abitudini.

Esempi: Cambiare gli esercizi. Partecipare a diverse attività fisiche.

Abitudini Socialmente Condivise:

Ruolo della Socializzazione: Coinvolgere amici o familiari nelle abitudini salutari crea un ambiente di supporto reciproco.

Esempi: Cena con opzioni nutrizionali equilibrate. Escursioni o passeggiate insieme.

Importanza Pratica:

Analisi dell'Ambiente: Identificare gli elementi nell'ambiente quotidiano che possono favorire o ostacolare le abitudini salutari.

Celebrazione dei Successi: Riconoscere e festeggiare i successi, anche quelli più piccoli, rafforza l'associazione positiva con le abitudini.

Consistenza nel Tempo: Mantenere una coerenza nel tempo contribuisce alla formazione di abitudini salutari durature.

Riorientamento Periodico: Periodicamente, rivedere e adattare le abitudini in risposta ai cambiamenti nelle esigenze e negli obiettivi personali.

Integrazione nell'Equilibrio di Vita: Incorporare abitudini salutari in un contesto di benessere generale, includendo anche elementi di relax e svago.

La costruzione di abitudini salutari richiede pazienza, costanza e un approccio personalizzato. Sviluppare una serie di comportamenti salutari integrati nella routine quotidiana non solo promuove il benessere fisico, ma contribuisce anche a creare uno stile di vita sostenibile e gratificante nel lungo termine.

Gestione delle Emozioni

La gestione delle emozioni gioca un ruolo cruciale nel contesto del fitness, influenzando il modo in cui affrontiamo l'allenamento, gestiamo lo stress legato all'esercizio e manteniamo una prospettiva positiva sui nostri obiettivi di salute. La consapevolezza e la gestione delle emozioni possono migliorare significativamente la qualità dell'allenamento e contribuire a un approccio più equilibrato e sostenibile al fitness. Esploriamo l'importanza della gestione delle emozioni nel contesto del fitness e forniamo strategie pratiche per sviluppare questa competenza.

Emozioni legate all'Allenamento:

Varietà di Emozioni: L'allenamento può suscitare una gamma di emozioni, tra cui entusiasmo, frustrazione, gratificazione, stanchezza e soddisfazione.

Ruolo delle Emozioni: Le emozioni influenzano la motivazione, la coerenza nell'allenamento e la percezione degli sforzi.

Consapevolezza Emotiva:

Definizione: Essere consapevoli delle proprie emozioni, riconoscerle e comprendere il loro impatto sull'allenamento.

Benefici: Migliora la gestione dello stress. Favorisce una maggiore consapevolezza durante l'allenamento.

Strategie per la Gestione delle Emozioni:

Respirazione Consapevole: Utilizzare la respirazione per mantenere la calma e centrarsi durante l'esercizio.

Focalizzazione sul Presente: Concentrarsi sul momento presente, riducendo l'ansia legata al passato o al futuro.

Accettazione delle Emozioni Negative:

Ruolo dell'Accettazione: Accettare che alcune sessioni di allenamento possano essere più difficili o meno piacevoli e che emozioni negative siano parte del processo.

Riorientamento Positivo: Trasformare l'emozione negativa in una motivazione per superare le sfide.

Allenamento come Liberazione Emotiva:

Definizione: Utilizzare l'allenamento come una forma di liberazione emotiva, permettendo al corpo di esprimere e liberare tensioni e stress.

Tipi di Allenamento: Allenamenti ad alta intensità per il rilascio di endorfine. Attività rilassanti come lo yoga per il benessere mentale.

Connessione Mente-Corpo:

Importanza della Connessione: Essere consapevoli della connessione mente-corpo durante l'allenamento.

Tecniche di meditazione mirate migliorano la consapevolezza e la gestione delle emozioni.

Esplorazione delle Fonti di Motivazione:

Individuazione delle Motivazioni: Comprendere le motivazioni personali per l'allenamento contribuisce a mantenere l'impegno emotivo.

Legame con Obiettivi Personalizzati: Collegare l'allenamento agli obiettivi personali rafforza il significato emotivo dell'attività fisica.

Supporto Sociale e Comunicazione:

Importanza del Supporto: Condividere le emozioni legate all'allenamento con amici, familiari o un allenatore può fornire supporto emotivo.

Comunicazione Chiara: Esprimere le proprie emozioni in modo chiaro e aperto favorisce una comprensione reciproca.

Importanza Pratica:

Diario delle Emozioni: Mantenere un diario delle emozioni, annotando come ci si sente prima, durante e dopo l'allenamento.

Integrazione di Pratiche di Rilassamento: Includere routine di rilassamento come parte dell'allenamento per gestire lo stress emotivo.

Esplorazione di Diverse Attività: Trovare attività fisiche che siano fonte di gioia e soddisfazione emotiva.

Ascolto Attivo del Proprio Corpo: Essere consapevoli delle risposte fisiche ed emotive durante l'allenamento, adattando l'intensità in base alle necessità del momento.

Ricompense Intrinseche: Collegare le ricompense intrinseche, come il senso di realizzazione, alla pratica regolare dell'attività fisica.

Sviluppare la gestione delle emozioni nel contesto del fitness non solo contribuisce a un approccio più positivo e sostenibile all'allenamento, ma migliora anche la connessione con il proprio corpo e mente. Integrare strategie di gestione emotiva nell'allenamento favorisce una pratica più equilibrata e appagante nel lungo termine.

Risposta al Dolore e al Discomfort

La risposta al dolore e al discomfort è un aspetto cruciale dell'esperienza durante l'allenamento. Comprendere come gestire queste sensazioni può influenzare significativamente la qualità dell'allenamento, la motivazione e la prevenzione delle lesioni. Esploriamo l'importanza della gestione della risposta al dolore e al discomfort nel contesto del fitness e forniamo strategie pratiche per affrontare queste sensazioni in modo efficace.

Differenziazione tra Dolore e Discomfort:

Definizione di Dolore: Sensazione spiacevole associata a danni tissutali.

Definizione di Discomfort: Sensazione di fastidio o sforzo durante l'esercizio senza segnali di danno.

Importanza della Consapevolezza Corporea:

Ruolo della Consapevolezza: Essere consapevoli delle sensazioni corporee durante l'allenamento aiuta a distinguere tra segnali di pericolo e semplice sforzo fisico.

Segnali Importanti: Riconoscere i segnali che indicano una potenziale lesione o sovraccarico.

Allenamento con Intelligenza:

Definizione: Adottare un approccio intelligente all'allenamento, riconoscendo quando è necessario spingersi e quando è necessario rallentare o adattare l'esercizio.

Ascolto Attivo: Prestare attenzione ai segnali del corpo durante l'esercizio.

Strategie per Gestire il Discomfort:

Respirazione Consapevole: Utilizzare la respirazione per mantenere la calma e gestire il discomfort durante l'allenamento.

Focalizzazione Mentale: Concentrarsi su obiettivi a breve termine o sul processo dell'esercizio anziché sulla sensazione di discomfort.

Riconoscere i Limiti Individuali:

Definizione: Accettare che ogni individuo ha i propri limiti fisici e che il progresso avviene gradualmente.

Prevenzione degli Infortuni: Superare i limiti in modo progressivo riduce il rischio di lesioni.

Variazione dell'Intensità:

Ruolo della Variazione: Introdurre variazioni nell'intensità dell'allenamento, alternando periodi di maggiore sforzo con fasi di recupero.

Prevenzione del Sovrallenamento: Ridurre l'intensità in caso di segnali di sovrallenamento o esaurimento.

Consapevolezza della Differenza tra Dolore e Beneficio:

Osservazione Post Allenamento: Valutare come ci si sente dopo l'allenamento. Il discomfort temporaneo può essere normale, mentre il dolore persistente richiede attenzione.

Aspetto Mentale dell'Adattamento:

Riorientamento Positivo: Riorientare il modo in cui si percepisce il discomfort, vedendolo come un segno di adattamento e miglioramento.

Approccio Graduale: Gradualmente spingersi fuori dalla zona di comfort per consentire all'organismo di adattarsi.

Importanza Pratica:

Registro delle Sensazioni: Tenere un registro delle sensazioni durante e dopo l'allenamento per identificare schemi e adattare l'approccio di conseguenza.

Comunicazione con l'Allenatore: Se coinvolto con un allenatore, comunicare apertamente le sensazioni di discomfort per adattare l'allenamento.

Esplorazione della Tolleranza al Discomfort: Gradualmente esplorare la propria tolleranza al discomfort, spingendosi al di là della zona di comfort in modo controllato.

Integrazione di Tecniche di Rilassamento: Imparare tecniche di rilassamento, come lo stretching post-allenamento o il rilassamento muscolare progressivo, per ridurre il discomfort.

Prevenzione delle Lesioni: Prestare particolare attenzione ai segnali di potenziale lesione, come dolore persistente o intensificazione di sensazioni negative, e adottare misure preventive.

La gestione della risposta al dolore e al discomfort richiede un approccio equilibrato, in cui l'ascolto attivo del proprio corpo è fondamentale. Riconoscere la differenza tra segnali di pericolo e semplice sforzo fisico contribuisce a un allenamento più sicuro, sostenibile e efficace nel raggiungere gli obiettivi di fitness.

Motivazione e Disciplina nell'Allenamento

La motivazione e la disciplina sono elementi chiave che guidano il successo nell'allenamento. Mentre la motivazione innesca l'impulso iniziale per iniziare e perseguire gli obiettivi, la disciplina svolge un ruolo fondamentale nel mantenere la coerenza e superare le sfide nel lungo termine. Esploriamo l'importanza di motivazione e disciplina nell'allenamento e forniamo strategie pratiche per sviluppare e mantenere entrambi gli aspetti.

Motivazione nell'Allenamento:

Definizione: La motivazione rappresenta il motore che spinge a intraprendere l'allenamento e perseguire gli obiettivi di fitness.

Esistono sostanzialmente due tipi di Motivazione:

Intrinseca: Molla interna derivante dalla soddisfazione personale.

Estrinseca: Motivazione legata a ricompense esterne come riconoscimenti o risultati visibili.

Importanza della Motivazione:

Sostenibilità: Una motivazione solida è essenziale per mantenere un impegno costante nel tempo.

Superamento delle Sfide: La motivazione aiuta a superare gli ostacoli e a perseverare anche quando l'allenamento diventa impegnativo.

Strategie per Potenziare la Motivazione:

Fissare Obiettivi S.M.A.R.T.: Specifici, Misurabili, Attuabili, Realistici, Temporizzati.

Visualizzazione degli Obiettivi: Immaginare chiaramente il raggiungimento degli obiettivi per aumentare la motivazione.

Disciplina nell'Allenamento:

Definizione: La disciplina è la capacità di aderire a una routine, rispettare gli impegni e mantenere la coerenza nell'allenamento.

Ruolo della Disciplina: Sostiene la motivazione a lungo termine. Contrappeso alle fluttuazioni emotive.

Importanza della Disciplina:

Coerenza nell'Allenamento: La disciplina assicura un approccio costante all'allenamento, anche quando la motivazione è altalenante.

Sviluppo di Abitudini: La disciplina contribuisce alla formazione di abitudini salutari.

Strategie per Potenziare la Disciplina:

Creazione di Routine: Stabilire una routine regolare contribuisce a incorporare l'allenamento nella vita quotidiana.

Superamento delle Resistenze: Affrontare le resistenze mentali o fisiche con determinazione.

Connessione tra Motivazione e Disciplina:

Interazione Dinamica: La motivazione può influenzare la disciplina e viceversa.

Compensazione Reciproca: La disciplina può compensare momenti di calo di motivazione.

Supporto Sociale e Accountability:

Importanza del Supporto: Condividere gli obiettivi con amici, familiari o un allenatore crea un sistema di accountability.

Benefici del Supporto: Ricevere sostegno emotivo e responsabilità migliora la disciplina.

Importanza Pratica:

Pianificazione delle Sessioni di Allenamento: Programmazione regolare degli allenamenti in anticipo favorisce la disciplina.

Coinvolgimento di Partner di Allenamento: Allenarsi con un partner può fornire sostegno reciproco e mantenere la disciplina.

Autovalutazione Periodica: Periodicamente, valutare la motivazione e la disciplina, apportando eventuali modifiche o adattamenti necessari.

Celebrazione dei Progressi: Riconoscere e festeggiare i successi, anche quelli più piccoli, rafforza la motivazione e la disciplina.

Integrazione di Elementi Soddisfacenti: Includere attività o modalità di allenamento che siano personalmente gratificanti per mantenere alto il livello di motivazione.

Definizione di Strategie di Recupero Emotivo: Identificare strategie personali per recuperare la motivazione in momenti di flessione.

L'integrazione armoniosa di motivazione e disciplina è essenziale per un approccio equilibrato all'allenamento. Lo sviluppo di entrambi gli aspetti non solo favorisce il raggiungimento degli obiettivi di fitness, ma contribuisce anche a creare uno stile di vita sano e sostenibile nel lungo termine.

Gestione dello stress legato alla ricerca di massa muscolare

La ricerca di massa muscolare può comportare un carico fisico e mentale significativo, portando a livelli elevati di stress. La gestione efficace dello stress è cruciale per preservare la salute generale e massimizzare i benefici dell'allenamento. Esploriamo l'importanza della gestione dello stress legato alla ricerca di massa muscolare e forniamo strategie pratiche per mitigare gli effetti negativi.

Stress Fisico e Psicologico nell'Allenamento:

Complesso Interazione: La ricerca di massa muscolare implica sforzi fisici intensi, accompagnati da sfide psicologiche legate a obiettivi e progressi.

Impatto Cumulativo: Il carico cumulativo di stress fisico e mentale può influenzare il benessere complessivo.

Importanza della Gestione dello Stress:

Miglioramento delle Performance: La gestione dello stress migliora la capacità di affrontare gli allenamenti in modo efficace.

Riduzione del Rischio di Overtraining: Un controllo adeguato dello stress previene il sovrallenamento e le conseguenti lesioni.

Strategie per Gestire lo Stress

Tecniche di Meditazione: Ridurre l'ansia e la tensione mentale.

Consapevolezza del Respiro: Utilizzare la respirazione per calmare il sistema nervoso.

Programmazione Adeguata degli Allenamenti:

Pianificazione dei Cicli di Allenamento: Variare l'intensità e la durata degli allenamenti per prevenire l'esaurimento fisico e mentale.

Integrazione di Periodi di Recupero: Includere settimane di recupero per consentire al corpo di recuperare.

Riposo Adeguato e Qualità del Sonno:

Impatto sulla Riparazione Muscolare: Il sonno di qualità è fondamentale per la riparazione muscolare e la gestione dello stress.

Routine del Sonno: Creare una routine di sonno regolare contribuisce al recupero.

Supporto Sociale e Condivisione:

Ruolo del Supporto: Condividere esperienze e sfide con altri appassionati di fitness o un allenatore può alleviare lo stress.

Costruzione di una Rete di Supporto: Avere una rete di supporto sociale aiuta a mantenere la motivazione e a gestire le pressioni.

Nutrizione Adeguata:

Influenza sulla Gestione dello Stress: Una dieta equilibrata impatta sul benessere generale, influenzando la capacità di gestire lo stress.

Assunzione di Alimenti Nutrienti: Consumare cibi ricchi di nutrienti favorisce la stabilità emotiva.

Strategie di Rilassamento Muscolare:

Stretching e Pilates: Pratiche di rilassamento muscolare riducono la tensione fisica e mentale.

Massaggio: Contribuisce al rilassamento e alla riduzione dello stress muscolare.

Importanza Pratica:

Autovalutazione dello Stress: Periodicamente, valutare il livello di stress e adottare misure preventive.

Integrazione di Giorni di Recupero Attivo: Includere giornate di recupero attivo con attività leggere per mantenere la circolazione e ridurre la tensione muscolare.

Consapevolezza delle Segnalazioni del Corpo: Essere attenti ai segnali del corpo che indicano sovraffaticamento o stress e agire di conseguenza.

Rotazione delle Attività: Variare le attività fisiche per evitare la monotonia e ridurre lo stress mentale associato.

Sperimentazione con Tecniche di Gestione dello Stress: Provarne diverse e identificare quelle più efficaci per ridurre lo stress personale.

La gestione dello stress durante la ricerca di massa muscolare è fondamentale per promuovere un ambiente di allenamento sano e sostenibile. Integrare pratiche di gestione dello stress nella routine quotidiana non solo migliora le performance fisiche, ma contribuisce anche al benessere mentale e emotivo nel lungo termine.

Sviluppo di una Mentalità Positiva e Resiliente

La mentalità positiva e resiliente è un aspetto fondamentale per affrontare le sfide nell'allenamento, favorire il benessere mentale e sostenere il successo nel raggiungere gli obiettivi di massa muscolare. Esploriamo l'importanza dello sviluppo di una mentalità positiva e resiliente e forniamo strategie pratiche per coltivarla nel contesto dell'allenamento.

Mentalità Positiva:

Definizione: Una mentalità positiva implica un atteggiamento ottimista, focalizzato sulle opportunità anziché sulle sfide.

Influenza sulle Performance: La positività può migliorare le performance e la capacità di affrontare le difficoltà.

Resilienza:

Definizione: La resilienza è la capacità di adattarsi e superare gli ostacoli, imparando dalle esperienze avverse.

Ruolo Chiave nell'Allenamento: Affrontare insuccessi con resilienza è essenziale per il progresso.

Importanza della Mentalità Positiva e Resiliente:

Riduzione dello Stress: Una mentalità positiva riduce lo stress, mentre la resilienza aiuta a superare gli ostacoli.

Promozione del Benessere Emotivo: Contribuisce a un benessere emotivo sostenibile nel tempo.

Strategie per Sviluppare una Mentalità Positiva e Resiliente:

Riconoscimento delle Emozioni: Essere consapevoli delle emozioni e delle reazioni alle sfide.

Riorientamento Positivo: Trasformare pensieri negativi in prospettive costruttive.

Affrontare le Critiche in Modo Costruttivo:

Differenza tra Critiche Costruttive e Distruttive: Accogliere le critiche costruttive come opportunità di crescita, distinguendole da commenti distruttivi.

Apprendimento Continuo: Vedere le critiche come parte del processo di apprendimento continuo.

Focalizzazione sui Successi:

Registro dei Successi: Mantenere un registro dei successi, anche quelli più piccoli, per rafforzare la positività.

Celebrazione degli Obiettivi Raggiunti: Celebrare ogni passo avanti contribuisce alla motivazione.

Accettazione delle Fluttuazioni nelle Performance:

Normalità delle Fluttuazioni: Comprendere che le performance possono variare e che le sfide sono parte integrante dell'allenamento.

Adattamento a Sfide Impreviste: Sviluppare la flessibilità mentale per adattarsi alle sfide impreviste.

Supporto Sociale e Condivisione delle Esperienze:

Ruolo del Supporto: Condividere le esperienze con altri appassionati di fitness crea un ambiente di supporto.

Apprendimento dalle Esperienze Altrui: Trarre insegnamenti dalle sfide e dai successi degli altri.

Importanza Pratica:

Pratica Regolare della Gratitudine: Riflettere su ciò per cui si è grati, enfatizzando gli aspetti positivi dell'allenamento e dei progressi.

Visualizzazione Positiva: Immaginare il successo e la realizzazione degli obiettivi per rafforzare la motivazione.

Integrazione di Attività Rilassanti: Includere attività rilassanti come lo yoga o la meditazione per promuovere la calma mentale.

Partecipazione a Comunità Online: Coinvolgersi in comunità online di appassionati di fitness per condividere esperienze e ricevere supporto virtuale.

Affrontare le Difficoltà con Ottimismo: Vedere le sfide come opportunità per crescere e migliorare anziché come ostacoli insormontabili.

Sviluppare una mentalità positiva e resiliente richiede tempo e pratica costante, ma contribuisce in modo significativo alla realizzazione di obiettivi di massa muscolare in modo sano e sostenibile nel tempo.

Resilienza: un Approfondimento

La resilienza nel contesto del libro "Massa Muscolare" è un elemento fondamentale per affrontare le sfide fisiche e psicologiche legate all'allenamento e al raggiungimento degli obiettivi di massa muscolare. La capacità di adattarsi alle difficoltà, imparare dalle esperienze avverse e perseverare nel perseguire gli obiettivi è un aspetto chiave per il successo a lungo termine nel fitness.

Nell'ambito dell'allenamento per la massa muscolare, la resilienza si manifesta nella capacità di affrontare momenti di fatica fisica, affaticamento muscolare e, talvolta, nell'incontro con i limiti personali. Gli individui resilienti nel contesto del fitness sono in grado di superare le fasi più impegnative dell'allenamento senza perdere la motivazione, ma piuttosto utilizzando le sfide come opportunità di crescita.

La resilienza si collega anche alla gestione dello stress, in quanto coloro che sono in grado di affrontare le pressioni e gli ostacoli senza subire un cedimento emotivo hanno maggiori probabilità di mantenere un impegno costante nell'allenamento. Questo aspetto è particolarmente rilevante quando si cerca di costruire massa muscolare, poiché il processo può essere lungo e richiedere un impegno costante nel tempo.

Un elemento cruciale della resilienza nel contesto del fitness è la capacità di imparare dalle esperienze negative. Gli insuccessi occasionali o i periodi di stallo possono essere visti come opportunità di valutare e aggiustare l'approccio all'allenamento. La resilienza permette di superare le delusioni, adattarsi alle circostanze e tornare all'allenamento con una prospettiva rinnovata.

Nel libro "Massa Muscolare", la resilienza viene presentata come un elemento che va oltre la forza fisica, influenzando l'atteggiamento mentale verso gli allenamenti e il raggiungimento degli obiettivi. Coltivare la resilienza diventa parte integrante di un approccio equilibrato all'allenamento, contribuendo alla creazione di uno stile di vita sano e sostenibile nel lungo termine. La resilienza non è solo la capacità di resistere alle sfide, ma anche la forza interiore che guida verso la realizzazione di una crescita personale continua nel percorso per ottenere una massa muscolare desiderata.

La resilienza nel percorso per ottenere massa muscolare è un processo dinamico che coinvolge sia la sfera fisica che quella mentale. Nell'ambito dell'allenamento con pesi e della costruzione di massa muscolare, le sfide possono variare notevolmente, dalle fasi di stallo nell'aumento del carico alle periodizzazioni complesse dell'allenamento.

Un aspetto significativo della resilienza è la sua connessione con la motivazione. Mentre la motivazione può essere un potente motore iniziale, è la resilienza che mantiene l'entusiasmo e la dedizione nel lungo periodo. Nella pratica, ciò significa essere in grado di affrontare i momenti in cui i progressi sembrano stagnare o quando si sperimentano piccoli fallimenti senza perdere la visione dell'obiettivo a lungo termine.

La resilienza può anche essere vista come la capacità di adattarsi ai cambiamenti nel piano di allenamento o alle esigenze del corpo. Questa flessibilità mentale è fondamentale, poiché il corpo risponde in modo diverso nel corso del tempo e la capacità di adattarsi a nuove sfide o a nuovi approcci è cruciale per mantenere la progressione nella costruzione della massa muscolare.

Un aspetto spesso trascurato della resilienza nel contesto del fitness è la gestione delle aspettative. La costruzione di massa muscolare è un processo graduale, e aspettarsi risultati immediati può portare a frustrazione. La resilienza consente di mantenere una prospettiva realistica, apprezzando i progressi anche quando sono modesti e comprendendo che il successo richiede tempo e impegno costante.

Nel complesso, la resilienza nel libro "Massa Muscolare" è presentata come un'abilità chiave che va oltre il mero raggiungimento di obiettivi fisici. È una qualità che si nutre attraverso l'esperienza, la riflessione e la volontà di affrontare le sfide con determinazione. Sviluppare la resilienza non solo migliora la capacità di costruire massa muscolare in modo efficace, ma contribuisce anche a creare uno spirito resiliente e adattabile che permea ogni aspetto della vita.

Esempi di Resilienza per la Costruzione della Massa Muscolare

Alcune delle situazioni di seguito menzionate sono state anche già prese in considerazione in altre parti di questo libro, tuttavia andiamo a contestualizzarle in relazione all'importanza che ha l'essere resilienti per la costruzione della massa muscolare.

Adattamento alle Fasi di Stallo:

Situazione: Dopo aver sperimentato progressi costanti, un individuo si trova in una fase di stallo, in cui i guadagni muscolari sembrano fermarsi.

Resilienza: Invece di scoraggiarsi, la persona adatta il proprio programma di allenamento, introducendo variazioni, aumentando l'intensità o esplorando nuove metodologie per superare il plateau.

Gestione di Infortuni o Discomfort:

Situazione: Durante un intenso periodo di allenamento, un individuo si trova a dover affrontare un infortunio o un disagio fisico.

Resilienza: Invece di interrompere completamente l'allenamento, la persona adatta il piano di esercizi, concentrandosi su movimenti sicuri e incoraggiando la guarigione, dimostrando una resilienza nell'affrontare le sfide fisiche.

Flessibilità nel Piano Nutrizionale:

Situazione: Diverse variabili, come cambiamenti negli orari di lavoro o imprevisti, influenzano la capacità di seguire un piano nutrizionale rigido.

Resilienza: La persona si adatta prontamente alle circostanze, regolando le porzioni, pianificando pasti alternativi e mantenendo la coerenza generale, dimostrando flessibilità mentale e resilienza nel mantenere una corretta alimentazione nonostante gli imprevisti.

Gestione della Frustrazione Legata ai Risultati:

Situazione: Dopo mesi di impegno, i risultati non corrispondono alle aspettative iniziali, portando a una sensazione di frustrazione.

Resilienza: La persona riconosce che la costruzione di massa muscolare è un processo graduale, rivede realisticamente gli obiettivi e si impegna ulteriormente nell'allenamento con un approccio a lungo termine, dimostrando resilienza nel gestire le aspettative personali.

Affrontare Periodi di Sovraffaticamento:

Situazione: Un individuo si rende conto di aver affrontato un periodo di allenamento troppo intenso, portando a stanchezza fisica e mentale.

Resilienza: Invece di ignorare i segnali del corpo, la persona adatta immediatamente il programma di allenamento, introducendo periodi di recupero attivo e riposo adeguato, dimostrando la capacità di imparare dalle esperienze e adattarsi alle esigenze del corpo.

Questi esempi illustrano come la resilienza nel contesto della costruzione di massa muscolare implichi adattarsi alle circostanze, imparare dalle esperienze e mantenere una prospettiva positiva nel lungo termine, nonostante le sfide che possono presentarsi lungo il percorso.

CAPITOLO 9: STUDI DI CASO E SUCCESSI

Benvenuti nel capitolo dedicato agli "Studi di Caso e Successi". In questo tratto del nostro viaggio attraverso il mondo della massa muscolare, capiremo come le storie di individui che hanno affrontato sfide, superato ostacoli e raggiunto notevoli successi nel loro percorso di costruzione muscolare, possono aiutarci a perseverare nella ricerca e di un fisico imponente oltre che altamente performante.

Gli studi di caso offrono un'opportunità unica per comprendere a fondo come le esperienze di persone reali, ciascuna con il proprio percorso, obiettivi e approccio unico alla crescita muscolare, possono motivarci. Attraverso queste storie, speriamo di trarre ispirazione e acquisire una comprensione più profonda di come la dedizione, la resilienza e la saggezza possano contribuire al raggiungimento di traguardi straordinari nel fitness.

Storie di Successo di Persone che hanno Aumentato la Loro Massa Muscolare

Le storie di successo di individui che hanno aumentato la loro massa muscolare forniscono ispirazione e testimonianza concreta dell'efficacia di un impegno costante nel contesto dell'allenamento. Queste storie spesso sottolineano l'importanza della resilienza, della determinazione e della dedizione nel raggiungimento degli obiettivi di costruzione muscolare.

Uno degli elementi comuni in queste storie è la capacità di affrontare sfide e ostacoli con una mentalità positiva. I protagonisti di queste narrazioni non solo superano i momenti di plateau o di fatica fisica, ma lo fanno con una determinazione che va al di là delle sole prestazioni fisiche. La resilienza emotiva gioca un ruolo cruciale nel mantenere la motivazione quando le cose diventano impegnative.

Inoltre, molte di queste storie mettono in luce la varietà di percorsi che le persone possono seguire per raggiungere i propri obiettivi di massa muscolare. Alcuni individui si concentrano su approcci di allenamento specifici, come la periodizzazione, l'ipertrofia, o l'uso di tecniche avanzate, mentre altri possono sperimentare con diverse diete e regimi nutrizionali. Ciò sottolinea che non esiste un approccio universale e che la personalizzazione gioca un ruolo chiave nel successo dell'allenamento per la massa muscolare.Le storie di successo spaziano in diversi contesti, da atleti professionisti a persone comuni con occupazioni impegnative. Ciò dimostra che la costruzione di massa muscolare è accessibile a tutti, indipendentemente dal livello di fitness iniziale o dal contesto di vita. Queste storie dimostrano che l'impegno, l'adattabilità e la resilienza possono superare le sfide anche nelle situazioni più impegnative.

Infine, le storie di successo spesso sottolineano l'importanza di un approccio equilibrato che comprenda non solo l'allenamento fisico ma anche la corretta alimentazione, il riposo adeguato e la gestione dello stress. Questi elementi si integrano sinergicamente per favorire una crescita muscolare ottimale e migliorare la salute generale.

In sintesi, le storie di successo nel contesto della costruzione di massa muscolare sono testimonianze di perseveranza, adattabilità e dedizione. Forniscono un esempio tangibile di come l'impegno costante, la resilienza e un approccio bilanciato possano condurre a risultati soddisfacenti e ispirare altri nella loro ricerca di sviluppo muscolare.

Continuando nell'esplorare le storie di successo nella costruzione di massa muscolare, è importante sottolineare la diversità di approcci adottati da coloro che hanno raggiunto i loro obiettivi. Questa diversità evidenzia la necessità di una personalizzazione nell'allenamento e nella nutrizione, adattando le strategie in base alle esigenze individuali e alle risposte del corpo.

Le testimonianze di successo spesso mettono in evidenza anche il ruolo chiave del supporto sociale. Molti individui menzionano la presenza di mentori, allenatori, amici o comunità online come risorse preziose durante il loro percorso. Il supporto emotivo e pratico contribuisce a mantenere alta la motivazione e a superare gli ostacoli attraverso la condivisione di esperienze e consigli.

Oltre alle storie di chi ha raggiunto risultati notevoli, è altrettanto importante sottolineare il concetto di successo personale. Non tutte le storie di successo devono necessariamente riguardare trasformazioni straordinarie. Molti individui trovano soddisfazione nella progressione graduale, nell'aumento della forza, nella resistenza migliorata o nell'acquisizione di abitudini di vita più sane.

Un altro aspetto rilevante nelle storie di successo è la gestione delle aspettative e la consapevolezza che il percorso per raggiungere la massa muscolare desiderata è un processo a lungo termine. Coloro che hanno avuto successo spesso hanno abbracciato la pazienza e la costanza nel loro approccio, evitando la ricerca di soluzioni rapide.

Infine, le storie di successo sottolineano il concetto di imparare continuamente. Molti individui si adattano nel tempo, apportando modifiche ai loro programmi di allenamento, esperimentando con nuove tecniche o aggiornando le conoscenze nutrizionali. Questo aspetto riflette la volontà di crescere e migliorare costantemente nel percorso di costruzione muscolare.

In definitiva, le storie di successo nella costruzione di massa muscolare non solo ispirano ma offrono anche preziose lezioni che possono essere applicate da chiunque cerchi di migliorare la propria forza e composizione corporea. Attraverso la diversità di percorsi, esperienze e approcci, queste testimonianze dimostrano che la costruzione muscolare è un viaggio personale, in cui la resilienza, l'adattabilità e la dedizione giocano un ruolo chiave nel raggiungere risultati duraturi.

Approfondimenti su Strategie Specifiche Adottate da Atleti di Successo

Nel mondo dell'allenamento per la costruzione di massa muscolare, le strategie adottate da atleti di successo sono spesso un concentrato di saggezza, esperienza e un approccio scientifico. Questi individui, che hanno raggiunto livelli eccellenti di sviluppo muscolare, condividono una serie di approcci che vanno oltre il semplice sollevamento pesi. Esplorare le loro strategie offre un'opportunità unica per ottenere insight preziosi e applicare le migliori pratiche per massimizzare i risultati nel proprio percorso di fitness.

Innanzitutto, la periodizzazione del training è una strategia chiave spesso adottata dagli atleti di successo. Questo approccio implica la suddivisione del programma di allenamento in cicli specifici, o periodi, ciascuno con obiettivi diversi. Ad esempio, possono essere inclusi periodi di ipertrofia, forza, o recupero attivo. La periodizzazione consente un adattamento graduale del corpo a carichi crescenti, prevenendo il plateau e favorendo una crescita muscolare ottimale nel lungo termine.

La varietà nell'allenamento è un altro elemento distintivo. Gli atleti di successo spesso integrano diverse modalità di esercizio per stimolare in modo completo i muscoli. Ciò può includere l'uso di pesi liberi, macchine, esercizi di corpo libero e metodologie come il functional training. La diversificazione dell'allenamento non solo contribuisce a prevenire l'adattamento e la stagnazione, ma promuove anche una maggiore funzionalità muscolare e coordinazione.

Nel contesto della nutrizione, l'attenzione alla qualità degli alimenti è fondamentale. Gli atleti di successo spesso seguono diete equilibrate e focalizzate sulla densità nutrizionale. Ciò significa privilegiare alimenti ricchi di nutrienti essenziali come proteine magre, carboidrati complessi, grassi sani, vitamine e minerali. La precisione nella pianificazione alimentare è altrettanto importante quanto l'impegno in palestra, contribuendo a sostenere l'energia, la riparazione muscolare e il recupero.

Parlando di recupero, gli atleti di successo dedicano grande attenzione a questa fase. Il riposo adeguato, le tecniche di recupero attivo e il sonno di qualità sono priorità fondamentali. Questi individui riconoscono che il muscolo cresce durante il riposo, non durante l'allenamento, e quindi adottano approcci che favoriscono il recupero ottimale, riducendo il rischio di overtraining e lesioni.

L'approccio mentale è un aspetto spesso trascurato, ma cruciale, nella costruzione di massa muscolare. Gli atleti di successo adottano una mentalità positiva e resiliente. Affrontano le sfide con determinazione, vedendo gli ostacoli come opportunità di crescita. La gestione dello stress è altrettanto rilevante, poiché lo stress cronico può influenzare negativamente i livelli di cortisolo, un ormone che può ostacolare la crescita muscolare.

Altro aspetto importante da tenere in considerazione ha a che fare con l'individualizzazione che è una caratteristica chiave nelle strategie adottate dagli atleti di successo. Ciascun individuo è unico, con diversi livelli di fitness, metabolismo e risposte agli stimoli di allenamento. Gli atleti di successo adattano le loro strategie in base alle loro esigenze personali, sperimentando con approcci e regimi che si allineano alle loro risposte fisiologiche e ai loro obiettivi specifici.

Le strategie adottate dagli atleti di successo nella costruzione di massa muscolare incorporano la periodizzazione del training, la varietà nell'allenamento, una nutrizione bilanciata, un'attenzione al recupero, una mentalità positiva e l'individualizzazione. Queste strategie non solo favoriscono risultati notevoli ma offrono anche una roadmap per chiunque desideri massimizzare il proprio potenziale di sviluppo muscolare in modo sano e sostenibile nel tempo.

Al di là delle strategie chiave precedentemente discusse, un ulteriore elemento cruciale nella costruzione di massa muscolare adottato dagli atleti di successo è la consapevolezza del proprio corpo. Questo va oltre la semplice esecuzione degli esercizi; implica una connessione profonda con le sensazioni fisiche durante l'allenamento. Gli atleti di successo ascoltano attentamente i segnali del loro corpo, regolando gli intensi allenamenti in base alle risposte fisiologiche per evitare il sovrallenamento e migliorare la qualità delle sessioni.

Inoltre, l'attenzione alla forma durante gli esercizi è prioritaria. Gli atleti di successo non solo cercano di sollevare pesi più pesanti, ma pongono un'enfasi significativa sulla corretta esecuzione degli esercizi. Questa attenzione alla forma non solo riduce il rischio di infortuni ma ottimizza anche l'attivazione muscolare, massimizzando i benefici dell'allenamento.

Un altro aspetto rilevante è la programmazione dell'allenamento a lungo termine. Gli atleti di successo non si concentrano solo sulle singole sessioni, ma sviluppano piani di allenamento che coprono settimane, mesi e anni. Questa prospettiva a lungo termine permette una progressione graduale, evitando l'approccio impulsivo che potrebbe portare a sovrallenamento o infortuni.

L'uso di tecniche di intensificazione è una pratica comune tra gli atleti di successo. Queste tecniche comprendono drop-set, superserie, ripetizioni forzate e altre variazioni che aumentano l'intensità dell'allenamento. Introdurre periodicamente queste tecniche stimola ulteriormente i muscoli, promuovendo la crescita e fornendo varietà al programma di allenamento.

Inoltre, l'incorporazione di esercizi multiarticolari è un elemento costante nelle strategie degli atleti di successo. Movimenti come lo squat, il deadlift e il bench press coinvolgono più gruppi muscolari, massimizzando il lavoro complessivo e contribuendo a stimolare la crescita muscolare in modo più efficace rispetto agli esercizi isolati.

Un aspetto chiave della strategia nutrizionale degli atleti di successo è l'attenzione ai tempi dei pasti. La pianificazione strategica di quando consumare proteine, carboidrati e grassi può influenzare positivamente l'energia durante l'allenamento, il recupero post-allenamento e la sintesi proteica muscolare. Gli atleti di successo mantengono una coerenza nei loro sforzi, seguendo il programma di allenamento e la dieta in modo disciplinato. Questa coerenza è fondamentale per vedere risultati duraturi nel tempo.

Riepilogando i punti discussi fin qui, possiamo dire che le strategie adottate dagli atleti di successo nella costruzione di massa muscolare incorporano la consapevolezza del corpo, l'attenzione alla forma, la programmazione a lungo termine, l'uso di tecniche di intensificazione, l'incorporazione di esercizi multiarticolari, la gestione nutrizionale e l'importanza della consistenza. Queste pratiche integrate offrono una prospettiva completa su come massimizzare il potenziale di crescita muscolare in modo sostenibile e efficace nel tempo.

Un ulteriore aspetto distintivo che merita menzione nelle strategie adottate dagli atleti di successo è la capacità di adattarsi e evolvere nel corso del tempo. Gli individui che hanno costruito con successo la loro massa muscolare riconoscono che la variabilità è essenziale per evitare l'adattamento e per mantenere l'entusiasmo nell'allenamento.

L'uso mirato di tecniche di deload è parte integrante di molte strategie di successo. Un periodo di deload prevede una riduzione temporanea dell'intensità o del volume di allenamento per consentire al corpo di recuperare completamente. Questo approccio preventivo è spesso sottovalutato ma svolge un ruolo cruciale nel mantenere la freschezza fisica e mentale, prevenendo il rischio di overtraining.

Gli atleti di successo incorporano anche una varietà di esercizi di stabilizzazione e mobilizzazione nelle loro routine di allenamento. Questi movimenti, spesso trascurati, migliorano la stabilità articolare, riducono il rischio di infortuni e contribuiscono alla salute muscolare e articolare a lungo termine.La gestione delle fasi di taglio e di bulking è un'altra strategia rilevante. Periodi dedicati alla riduzione del grasso corporeo (cutting) e alla costruzione di massa (bulking) permettono di bilanciare gli obiettivi estetici con quelli legati alla salute e al benessere. Questo approccio ciclico non solo favorisce una composizione corporea più equilibrata ma consente anche di mantenere un approccio sostenibile nel tempo.

La periodizzazione della nutrizione è altrettanto rilevante. Gli atleti di successo non si limitano a mantenere costantemente un surplus calorico o deficit calorico, ma adattano la loro assunzione calorica alle diverse fasi del loro programma di allenamento. Questa strategia è cruciale per sostenere i periodi di crescita muscolare e favorire una riduzione graduale del grasso corporeo.

Infine, l'approccio olistico è una caratteristica comune nelle strategie degli atleti di successo. Questo significa considerare l'allenamento e la nutrizione non come elementi isolati, ma come parte integrante di uno stile di vita sano. Gli atleti di successo riconoscono l'importanza del riposo, del sonno di qualità, della gestione dello stress e di altre variabili che influenzano la loro capacità di recuperare e di progredire.

In conclusione, le strategie adottate dagli atleti di successo nella costruzione di massa muscolare si estendono oltre l'aspetto fisico, integrando la varietà, la gestione del carico, l'adattamento continuo, e una prospettiva olistica. Questi individui non solo perseguono obiettivi estetici ma anche il benessere generale, dimostrando che la costruzione muscolare è un processo multidimensionale che richiede un approccio bilanciato e flessibile nel tempo.

CONCLUSIONI

Alla fine di questo viaggio attraverso il mondo della costruzione di massa muscolare, giungiamo al capitolo delle "Conclusioni". Questo capitolo rappresenta il punto culminante del nostro percorso, dove prendiamo un momento per riflettere sulle fondamenta e gli approfondimenti esplorati in ogni pagina precedente. La costruzione di massa muscolare è stata esaminata in tutti i suoi aspetti, dalla definizione anatomica e fisiologica al ruolo degli ormoni, dall'importanza della nutrizione ai principi dell'allenamento con i pesi.

Attraverso il viaggio, abbiamo esplorato le storie di individui che, con dedizione e resilienza, hanno raggiunto i loro obiettivi di sviluppo muscolare. Abbiamo analizzato le strategie adottate dagli atleti di successo, rivelando un panorama variegato di approcci che vanno dalla periodizzazione dell'allenamento all'attenzione alla forma, dalla diversificazione delle metodologie di esercizio alla gestione attenta della nutrizione.

Il capitolo delle Conclusioni è un momento per sintetizzare queste informazioni, mettendo in luce i principi fondamentali che emergono come filo conduttore nel cammino verso la costruzione di massa muscolare. Esploreremo il concetto di individualità nel percorso di allenamento, la necessità di adattarsi continuamente alle esigenze del corpo e la centralità di un approccio olistico che abbracci non solo la dimensione fisica ma anche quella mentale e emotiva.

Inoltre, considereremo l'importanza della pazienza e della consistenza come pilastri su cui costruire il successo nella costruzione muscolare. Lontano dalle soluzioni rapide, la crescita muscolare richiede impegno costante, consapevolezza e la capacità di apprezzare il processo tanto quanto il risultato finale.

Infine, questo capitolo delle Conclusioni sarà un'opportunità per ispirare e motivare, offrendo uno sguardo prospettico su come applicare le lezioni apprese in questo viaggio nel proprio percorso di fitness. Che tu sia un principiante alla ricerca di una guida chiara o un esperto che desidera approfondire la sua comprensione, speriamo che questo capitolo offra una visione completa e stimolante della costruzione di massa muscolare.

Concludiamo così il nostro viaggio, consapevoli che la costruzione di massa muscolare è un percorso unico e personale per ciascun individuo. Le informazioni acquisite e gli approfondimenti esplorati saranno strumenti preziosi per coloro che cercano di forgiare non solo muscoli, ma uno stile di vita sano, sostenibile e appagante.

Riassunto dei Concetti Chiave

L'esplorazione approfondita del libro "Massa Muscolare" ci ha condotto attraverso una vasta gamma di argomenti cruciali per comprendere e perseguire con successo la costruzione muscolare. Di seguito, un riassunto dei concetti chiave che emergono come fondamentali per il lettore:Definizione di Massa Muscolare: La massa muscolare rappresenta la quantità di tessuto muscolare presente nel corpo, svolgendo un ruolo chiave nella salute generale e nella funzionalità quotidiana.

Importanza della Massa Muscolare per la Salute Generale: Oltre all'aspetto estetico, la massa muscolare contribuisce a una serie di benefici per la salute, tra cui il supporto metabolico, la stabilità articolare e la prevenzione delle patologie legate alla sedentarietà.

Anatomia del Muscolo: Comprendere la struttura anatomica del muscolo è essenziale per massimizzare l'efficacia dell'allenamento, includendo concetti come l'origine, l'inserzione e la funzione muscolare.

Struttura del Muscolo Scheletrico: Approfondire la struttura del muscolo scheletrico, con attenzione ai fasci muscolari, alle fibre muscolari e ai meccanismi di contrazione, fornisce la base per una pianificazione di allenamento mirata.

Funzioni dei Muscoli nella Locomozione e nella Postura: I muscoli non solo permettono il movimento, ma giocano un ruolo cruciale nella postura e nella stabilità, influenzando la qualità della vita quotidiana.

Tipi di Muscoli nel Corpo Umano: Distinguerne i tipi, come muscoli scheletrici, lisci e cardiaci, fornisce una comprensione chiara delle loro diverse funzioni e risposte agli stimoli.

Fisiologia dell'Aumento di Massa Muscolare: Approfondire il processo di contrazione muscolare e gli adattamenti muscolari all'esercizio è fondamentale per comprendere come il muscolo cresce e si sviluppa nel tempo.

Ruolo degli Ormoni nella Crescita Muscolare: Gli ormoni svolgono un ruolo chiave nella regolazione della crescita muscolare, influenzando aspetti come la sintesi proteica e il metabolismo energetico.

Nutrizione per la Massa Muscolare: Una corretta alimentazione, con un focus su proteine, carboidrati e grassi, è essenziale per sostenere la crescita muscolare e ottimizzare le prestazioni.

Proteine in Polvere: Gli integratori, come le proteine in polvere, possono essere utili per raggiungere le necessità proteiche giornaliere, specialmente in determinate fasi dell'allenamento.

Principi Fondamentali dell'Allenamento con i Pesi: La corretta applicazione di principi come sovraccarico progressivo, variabilità e intensità ottimale è cruciale per l'efficacia dell'allenamento.

Schede di Allenamento per la Crescita Muscolare: La programmazione di allenamento ben strutturata, con varietà di esercizi e periodizzazione, è fondamentale per ottenere risultati sostenibili.

Periodizzazione e Variazioni nell'Allenamento: Adattare costantemente il programma di allenamento, con fasi di intensità variabile e tecniche avanzate, previene l'adattamento e stimola la crescita muscolare continua.

Recupero e Riposo: Il riposo adeguato è cruciale per la crescita muscolare, con una gestione attenta delle fasi di deload e un focus sulla qualità del sonno.

Strategie per Superare i Plateau: La consapevolezza dei plateau e l'adozione di strategie come la variazione nell'allenamento possono essere fondamentali per mantenere la progressione.

Salute e Sicurezza: L'attenzione alla prevenzione degli infortuni, l'adozione di pratiche sicure e il monitoraggio della salute generale sono essenziali nell'allenamento con i pesi.

Psicologia del Fitness: La motivazione, la gestione dello stress, la consapevolezza corporea e la costruzione di abitudini salutari sono elementi chiave nella psicologia del fitness.

Resilienza: Lo sviluppo di una mentalità positiva, la gestione dello stress e una risposta resiliente alle sfide sono fondamentali per affrontare il percorso di costruzione muscolare.

In questo riassunto, abbiamo toccato brevemente ogni concetto chiave, ma ognuno di essi rappresenta un capitolo ricco di informazioni e approfondimenti nel libro "Massa Muscolare". Speriamo che i lettori possano utilizzare questi concetti come fondamenta solide per perseguire i propri obiettivi di costruzione muscolare con consapevolezza e determinazione.

Prospettive Future per la Ricerca sulla Crescita Muscolare

Guardando al futuro della ricerca sulla crescita muscolare, si prospettano scenari entusiasmanti e sfide stimolanti. Gli sviluppi tecnologici e scientifici offrono opportunità senza precedenti per approfondire la comprensione di questo processo fisiologico complesso.

Uno degli ambiti di ricerca in rapida espansione è la genetica applicata alla crescita muscolare. Scoprire i geni coinvolti nel controllo della sintesi proteica muscolare e nella regolazione degli adattamenti all'allenamento potrebbe aprire la strada a terapie personalizzate e a interventi specifici per ottimizzare la crescita muscolare in base alle predisposizioni genetiche individuali.

L'integrazione di tecnologie avanzate come la genomica, la metabolomica e la proteomica consente una comprensione più approfondita delle vie metaboliche coinvolte nella crescita muscolare. Questi approcci olistici possono rivelare connessioni sottili tra vari processi cellulari e fornire informazioni preziose sulla progettazione di programmi di allenamento e strategie nutrizionali mirate.

Inoltre, la ricerca continua a esplorare il ruolo degli ormoni, non solo quelli tradizionalmente associati alla crescita muscolare come testosterone e ormone della crescita, ma anche quelli meno noti. Comprendere come gli ormoni interagiscono tra loro e influenzano i processi cellulari potrebbe portare a nuove modalità di intervento per migliorare la crescita muscolare, specialmente in contesti come l'invecchiamento o le condizioni mediche che possono compromettere la massa muscolare.

L'avanzamento delle metodologie di imaging, come la risonanza magnetica nucleare (RMN) e la tomografia computerizzata (TC), consente di esaminare in dettaglio la struttura muscolare e le variazioni nell'allenamento nel tempo. Questi approcci forniscono informazioni preziose sulle risposte specifiche dei muscoli a diversi tipi di esercizio e potrebbero contribuire a perfezionare le strategie di allenamento personalizzate.

Allo stesso tempo, c'è una crescente consapevolezza dell'importanza della microbiota intestinale nella salute generale e, potenzialmente, nella crescita muscolare. La ricerca futura potrebbe esplorare ulteriormente il ruolo della salute intestinale nell'assorbimento di nutrienti chiave e nel supporto metabolico per la crescita muscolare.

L'aspetto dell'integrazione tra mente e corpo diventa sempre più rilevante. Approfondire la psicologia della costruzione muscolare potrebbe rivelare come fattori come la motivazione, la consapevolezza corporea e la gestione dello stress influenzino direttamente gli adattamenti muscolari e la progressione nell'allenamento.

Le prospettive future, quindi, per la ricerca sulla crescita muscolare sono intrinsecamente legate a un approccio integrato e multidisciplinare. Combinare le più recenti scoperte genetiche, tecnologiche e fisiologiche apre la strada a una comprensione più approfondita e personalizzata della crescita muscolare. Questo non solo beneficerà gli atleti di élite ma avrà implicazioni significative per la salute e il benessere di individui di tutte le età e livelli di fitness.

In questo scenario di ricerca sempre più integrato, emergono nuove sfide e considerazioni etiche. Ad esempio, la personalizzazione delle terapie basate sulla genetica solleva questioni legate alla privacy e all'equità nell'accesso a tali informazioni. È imperativo affrontare queste sfide in modo etico per garantire che i benefici della ricerca siano equamente distribuiti e che le persone possano prendere decisioni informate sulla loro salute.

Parallelamente, l'approfondimento della psicologia della crescita muscolare solleva questioni importanti riguardo alla motivazione, alla salute mentale e all'equilibrio tra aspirazioni fisiche e benessere psicologico. Comprendere come la mente influenzi il corpo e viceversa apre la strada a strategie più complete e sostenibili per perseguire gli obiettivi di crescita muscolare.

Inoltre, la ricerca futura dovrebbe esplorare ulteriormente l'applicazione pratica di queste scoperte nella vita quotidiana. Come possiamo tradurre efficacemente le informazioni sulla crescita muscolare in programmi di allenamento e linee guida nutrizionali accessibili a una vasta gamma di individui? Come possiamo adattare queste conoscenze per rispondere alle esigenze specifiche di diverse popolazioni, compresi gli anziani, gli individui con condizioni mediche e quelli alle prime armi nel fitness?

La ricerca sulla crescita muscolare deve rimanere focalizzata sul miglioramento della qualità della vita. Oltre agli aspetti estetici e prestazionali, come la forza e la resistenza, dovremmo considerare l'impatto della crescita muscolare sulla mobilità, sulla salute ossea, sulla prevenzione delle malattie metaboliche e sulla longevità.

Il futuro della ricerca sulla crescita muscolare è promettente e ricco di opportunità, ma richiede un approccio interdisciplinare e un impegno etico. Comprendere a fondo i meccanismi fisiologici, geneticamente personalizzare le strategie di allenamento, integrare la salute mentale e sviluppare applicazioni pratiche per una vasta gamma di persone sono sfide e obiettivi che ci attendono. La ricerca sulla crescita muscolare non è solo sulla costruzione di muscoli, ma sulla costruzione di salute, benessere e resilienza per tutti.

Nel perseguire le prospettive future della ricerca sulla crescita muscolare, è cruciale considerare l'adattamento di queste conoscenze in contesti applicativi. L'integrazione di queste scoperte nella pratica quotidiana richiede un approccio pragmatico e accessibile a tutti, indipendentemente dal livello di esperienza o dalle risorse disponibili.

Uno degli aspetti chiave è l'educazione. Creare programmi educativi che traducano i risultati della ricerca in linee guida comprensibili e attuabili è essenziale per consentire alle persone di prendere decisioni informate sulla propria salute e fitness. Questo approccio educativo dovrebbe coprire una vasta gamma di argomenti, dalla corretta esecuzione degli esercizi alla gestione nutrizionale personalizzata.

Inoltre, la tecnologia gioca un ruolo sempre più significativo nell'applicazione pratica delle scoperte sulla crescita muscolare. App e dispositivi indossabili che monitorano l'attività fisica, la composizione corporea e altri indicatori chiave possono fornire feedback in tempo reale e supportare gli individui nel raggiungere i loro obiettivi in modo più efficiente.

L'accessibilità è un'altra considerazione critica. Le scoperte sulla crescita muscolare dovrebbero essere adattate per soddisfare le esigenze di diverse popolazioni, compresi coloro con limitazioni fisiche o condizioni mediche specifiche. Creare approcci inclusivi e adattabili è fondamentale per garantire che tutti abbiano accesso alle opportunità di migliorare la propria salute muscolare.

L'aspetto della sostenibilità dovrebbe guidare le applicazioni future della ricerca sulla crescita muscolare. Promuovere programmi di allenamento e stili di vita che siano sostenibili nel tempo, riducendo il rischio di infortuni, il sovrallenamento e l'affaticamento, è fondamentale per garantire risultati a lungo termine.

Per riepilogare, possiamo dire che il futuro della ricerca sulla crescita muscolare non si limita alle scoperte scientifiche avanzate, ma richiede un impegno attivo nell'educare, fornire strumenti pratici e rendere queste informazioni accessibili a tutti. La costruzione muscolare non è solo una questione di aspetto fisico, ma di promozione di uno stile di vita sano e sostenibile che possa essere adattato alle esigenze e alle circostanze individuali.

www.ingramcontent.com/pod-product-compliance
Lightning Source LLC
Chambersburg PA
CBHW050730260726
48661CB00001B/163